PraxisWissen

Menschen mit Alkoholabhängigkeit begleiten

Psychiatrie Verlag

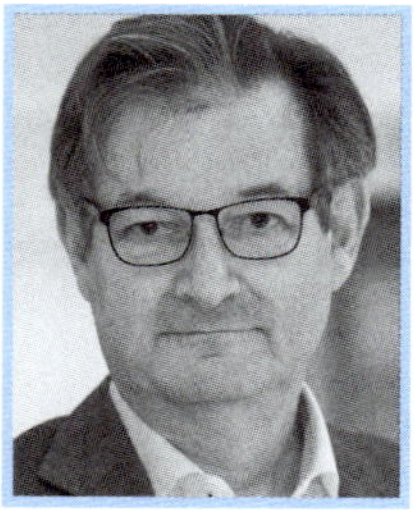

MARTIN REKER, Dr. med., ist Leiter der Abteilung Abhängigkeitserkrankungen der Klinik für Psychiatrie und Psychotherapie Bethel. Arbeitsschwerpunkte sind gemeindeorientierte Suchtkrankenbehandlung, evidenzbasierte Suchtbehandlungskonzepte wie der Community Reinforcement Approach, Fragen zur Implementierung innovativer Behandlungsstrategien und anthropologische Medizin.

PraxisWissen

Martin Reker

Menschen mit Alkoholabhängigkeit begleiten

Psychiatrie Verlag

Die Reihe **Praxis**Wissen wird herausgegeben von:
Michaela Amering, Andreas Bechdolf, Michael Eink,
Caroline Gurtner, Klaus Obert und Tobias Teismann

Martin Reker
Menschen mit Alkoholabhängigkeit begleiten
PraxisWissen 13
Neuausgabe 2022
ISBN: 978-3-96605-182-8
ISBN E-Book (PDF): 978-3-96605-183-5
ISBN E-Book (EPUB): 978-3-96605-184-2

Bibliografische Information der Deutschen Nationalbibliothek
Die Deutsche Nationalbibliothek verzeichnet diese Publikation
in der Deutschen Nationalbibliografie; detaillierte bibliografische Daten
sind im Internet über http: //dnb.d-db.de abrufbar.

Lektorat: Uwe Britten, Eisenach
Umschlagkonzeption und -gestaltung: studio goe, Düsseldorf,
unter Verwendung dreier Fotos von Janine Lamontagne/istockphoto.com, Max2611/
istockphoto.com und sabelskaya/istockphoto.com

Typografiekonzeption und Satz: Iga Bielejec, Nierstein
Druck und Bindung: Westermann Druck Zwickau

Die subjektive Seite des süchtigen Alkoholkonsums

Der Reiz des Rausches

Wer mit Menschen arbeitet, denen Alkoholprobleme zugeschrieben werden, muss auf kontroverse Sichtweisen gefasst sein, wenn er mit den Betroffenen ins Gespräch kommt. »Alkoholiker« haben oft eine ganz eigene Sicht auf das Thema »Alkoholkonsum«, und zwar eine ganz andere als die vielen Wohlmeinenden um sie herum, die denken, dass eine Verhaltensänderung zwingend notwendig sei. Viele professionelle Helferinnen und Helfer mit einem weitgehend geordneten Umgang mit Alkohol denken, es lohne sich nicht, mit den auffällig gewordenen Menschen darüber in einen Realitätsabgleich zu kommen, weil es nun mal Teil der Alkoholkrankheit sei, dass die Betroffenen die Wirklichkeit nicht mehr so wahrnehmen könnten, wie sie »wirklich« ist.

Für den Anfang mag es hier genügen, festzuhalten, dass es nicht viel wert ist, als professionell Tätiger die Wirklichkeit bestimmen zu wollen, wenn der Klient seine Situation völlig anders wahrnimmt und bewertet. Die »Wirklichkeit« ist immer subjektiv konstruiert. So oder so: Seitdem im Rahmen der »Bemündigung« psychisch und suchtkranker Menschen in den letzten Jahrzehnten die Möglichkeiten, Personen mit Alkoholproblemen zu entmündigen und/oder geschlossen unterzubringen, massiv eingeschränkt worden sind, kann Veränderung nur gemeinsam mit den Betroffenen gelingen.

Jeder, der mit suchtkranken Menschen arbeitet, muss sich vor Augen halten, dass es nur wenige andere Störungen der Gesundheit gibt, bei denen eine so hohe Verfügbarkeit über das Krankheitssymptom (= die Selbstintoxikation) besteht wie beim Alkohol. Seitdem auf die totale Kontrolle über den suchtkranken Menschen durch geschlossene Hospitalisierung weitgehend verzichtet wird, gibt es keine Chance mehr, einen suchtkranken Menschen zur Beendigung des Konsums zu bewegen und ihm Alkohol vorzuenthalten – wenn er das nicht *will.* Wenn Angehörige oder Professionelle auf das Konsumverhalten Einfluss nehmen wollen, geht es nicht ohne ein tiefgreifendes Verständnis für die subjektive Sichtweise des Klienten, unabhängig davon, ob man sie teilt oder nicht. Hierin liegt die große Herausforderung für Helfende in unserer Zeit.

Menschen mit der Krankheit »Alkoholabhängigkeit« haben in einer offenen Gesellschaft eine extrem hohe Verfügbarkeit über ihr prominentestes Krankheitssymptom: den Rückfall in den Alkoholkonsum. Allein schon deswegen geht keine Veränderung ohne den Klienten!

Wer das Wagnis riskiert, mit einer Haltung interessierter Neugier verstehen zu wollen, warum sich Menschen mit Alkoholproblemen so verhalten, wie sie es tun, muss die Welt durch die Brille der Betroffenen sehen. Das gelingt am ehesten in einer vorübergehenden Identifikation mit ihnen, indem man sich konkrete Ereignisse schildern lässt, die charakteristisch für das Problemverhalten sind. So kann es als Erstes um Trinkereignisse gehen.

BEISPIEL

HELFERIN »Herr Müller, ich habe Sie in einer für Sie sehr schwierigen Lebenssituation kennengelernt. Ihr Alkoholkonsum scheint dabei eine wichtige Rolle zu spielen. Ich habe verstanden, dass Sie ein sehr ambivalentes Verhältnis zum Alkohol haben. Einerseits sind Sie beschämt wegen der letzten Entgleisungen, für die der Alkoholkonsum eine wichtige Ursache war, andererseits gibt es auch etwas, was Sie immer wieder zum Alkohol zurückführt. Würden Sie mir beispielhaft die letzte Situation schildern, als Sie wieder mit dem Trinken angefangen haben?«

KLIENT »Wissen Sie, mir ist meine Arbeit sehr wichtig. Sie strengt mich aber auch unglaublich an. Vor allem mein aktueller Vorgesetzter übt sehr viel Druck auf mich aus – so empfinde ich das zumindest.
Letzten Donnerstag bin ich spät aus dem Büro rausgekommen. Ich war total erschöpft, aber auch frustriert, weil mein Chef mich ›angemacht‹ hatte, dass ein Auftrag immer noch nicht abschließend bearbeitet sei. Aus meiner Sicht konnte ich gar nichts dafür, aber das wollte der nicht hören. Als ich mit dem Bus nach Hause fuhr, war ich sehr angespannt und dachte immer, dass ich mich anstrengen kann, wie ich will, ich werde nie den Anforderungen genügen. Ich habe mich nach Ruhe gesehnt und mir gleichzeitig vorgestellt, dass mein Vorgesetzter morgen wieder dastehen und Druck auf mich ausüben würde. Als ich zu Hause das Rad in den Keller gestellt hatte und noch etwas Mineralwasser mit hochnehmen wollte, habe ich gesehen, dass da noch die Weinflasche stand, die mir ein alter Schulfreund letztens zum Geburtstag mitgebracht hatte: ›Wenn du dir mal was Gutes tun willst!‹, wie er damals gesagt hat. Na ja, und da habe ich gedacht: Das ist jetzt eigentlich der richtige Moment dafür. Ich habe erst noch kurz gezögert, weil ich mir, meinen Kollegen und auch meinem Suchtberater versprochen hatte, ich würde jetzt sicher nichts mehr trinken, weil mir die Arbeit so wichtig ist. Ich habe dann aber gedacht: Ich brauche das jetzt und es steht mir auch zu. Da habe ich die Flasche mit hochgenommen, habe es mir im Sessel richtig gemütlich gemacht und habe an dem Abend die ganze Flasche ausgetrunken. Na, und schon nach dem ersten Glas war mir viel leichter, und geschlafen habe ich auch viel besser als die Nacht zuvor.
Wie es am folgenden Tag weitergegangen ist, das wissen Sie ja schon: der Sturz auf der Treppe, der Ärger am Arbeitsplatz. Und jetzt die Peinlichkeit, dass ich Ihnen das alles erzählen muss.«

In der diagnostischen Abklärungsphase dienen sogenannte Verhaltensanalysen als geeignetes Instrument, um solche Konsumsituationen systematisch zu betrachten und durchzusprechen (siehe Abbildung, S. 12–13). In sehr kleinschrittiger, chronologischer Folge werden die betreffende Situation, die Gedanken, Gefühle und die damit verbundenen körperlichen Empfindungen in Erinnerung gerufen, dokumentiert, differenziert und für den weiteren Prozess nutzbar gemacht.

Es hat verschiedene Versuche gegeben, Trinkmotive zu kategorisieren. In der modernen Wissenschaft werden drei klinische Trinkmotivlagen unterschieden: Belohnungs-, Vermeidungs- und Gewohnheitstrinken.

Belohnungstrinker Diese Trinker orientieren sich am Genuss. Sie erleben das einzelne Trinkereignis als Höhepunkt im Tagesverlauf und können sich schwer vorstellen, darauf zu verzichten. Wein- und Sekttrinker gehören häufig dazu. Sie zelebrieren den Genuss und empfinden es als geradezu unanständig, wenn man dabei auf die problematischen Seiten des Alkoholgenusses zu sprechen kommt. Viele Belohnungstrinker (auch: »Reward-Trinker«) lieben den Rausch, spüren genussvoll das Anfluten des Alkohols im Körper und empfinden das Betrunkensein als ekstatisches Erlebnis.

Vermeidungstrinker Dieses Trinken (»Relief-Drinking«) hingegen soll über den Konsum unangenehme Gefühle und Gedanken vermeiden helfen. Oft benutzen diese Personen den Alkohol wie eine Selbstmedikation, sei es gegen Angst, Depressionen, Einsamkeit, Schmerzen oder Schlaflosigkeit. Viele Menschen mit Alkoholproblemen können Kränkungen und Frustrationen schlecht ertragen und benutzen dann den Alkohol, um die seelischen Verletzungen nicht mehr spüren zu müssen.

Gewohnheitstrinker Diese Menschen haben den Alkohol fest in ihren Alltag eingebaut. Der Alkohol gehört immer dazu: wenn Essen auf dem Tisch steht, wenn der Fernseher läuft, wenn man Durst hat, wenn man mit seiner (Männer-)Clique unterwegs ist oder wenn man auf dem Fußballplatz steht. Diese Personen haben immer einen mehr oder weniger hohen Alkoholspiegel und eine hohe Alkoholtoleranz. Sie spüren den Alkohol dann oft nur noch, wenn er nicht mehr da ist und es zu Entzugssymptomen kommt. Unter Alkoholeinfluss wirken die Betroffenen demgegenüber fast normal.

Obgleich diese Unterscheidung eine gewisse Orientierung gibt, lassen sich Menschen mit Alkoholproblemen meist nicht eindeutig einer Gruppe zuordnen. Viele Belohnungstrinker nutzen Alkohol auch, um unangenehme Affekte zu vermeiden, gleichzeitig gibt es viele Gewohnheitstrinker, die sich situativ mit größeren Alkoholmengen »belohnen«. Letztlich gilt, dass jeder Klient individuell verstanden sein will.

Für die spätere Handlungsplanung ist es zum Verständnis der Trinksituationen wichtig, zu unterscheiden zwischen den internen und externen Auslösern *vor* dem Konsum und den negativen oder auch positiven Konsequenzen *nach* dem Konsum (siehe dazu die Abbildung zur Verhaltensanalyse). Individuell sind es häufig ähnliche Auslöser, die den Wunsch, zu trinken, stimulieren. Im Fallbeispiel waren das die Frustgefühle und die Anspannung als interner »Trigger« sowie die scheinbar zufällig angetroffene Flasche Wein im Keller als externer Auslöser.

Für die Aufrechterhaltung des Konsums sind eher die kurzfristigen Konsequenzen des Konsums entscheidend. Im Fallbeispiel war es die entlastende und entspannende Funktion des Alkohols auch im Hinblick auf den Schlaf. Die langfristigen negativen Konsequenzen, im Fallbeispiel die Probleme am Arbeitsplatz und der Sturz im alkoholisierten Zustand, treten hinter den kurzfristigen Konsequenzen zurück und wirken in der Situation weniger verhaltenssteuernd.

Kein Alkoholkonsument trinkt ohne Grund, auch nicht der süchtige. Wer mit Suchtkranken zu tun hat, muss das Bedingungsgefüge und den Sinn des Alkoholkonsums verstehen.

ABBILDUNG 1

Konsum- und Verhaltensanalye

Zeitablauf	Situation	Körperempfinden
Do., 18:30 Uhr	Verlassen des Büros	Erschöpfte Muskulatur Kopfschmerzen
18:50 Uhr	Einstieg Straßenbahn	Zeichen der Erschöpfung, Anspannung
19:10 Uhr	Ausstieg Straßenbahn	Noch erschöpfter, weil ich in der vollen Bahn stehen musste
19:20 Uhr	Fahrrad, das noch vor der Tür stand, in den Keller gestellt, wollte dann Mineralwasser holen	Gefühl der Gefühllosigkeit, Unruhe
19:25 Uhr	Weinflasche im Keller vorgefunden	Anspannung
19:30 Uhr	Weinflasche mit hochgenommen, Sessel im Wohnzimmer zurechtgestellt, schönes Weinglas geholt	Anspannung hat schon nachgelassen, leichte Vorfreude kommt auf
	Erster Schluck vom Wein	Entspannung, Wärmegefühl
Später Abend	Auf dem Sofa eingeschlafen	Entspannung
Freitagmorgen	Sturz im Bad, später Ärger am Arbeitsplatz wg. Fahne am Morgen	Körper fühlt sich ganz zerschlagen an, Kater

Der Wunsch, das Rauscherleben (immer wieder) zu wiederholen

Menschen, die Erfahrungen mit Alkohol gemacht haben, ziehen daraus ganz unterschiedliche Schlüsse. Am leichtesten haben es jene, de-

Gedanken	Gefühle
»Was kann ich dafür, dass der Auftrag noch nicht fertig ist!« »Immer lädt der Chef seinen Frust bei mir ab!«	Frust, Anspannung, Unruhe, Niedergeschlagenheit
»Ich kann machen, was ich will, ich werde doch immer der Sündenbock bleiben!«	Frust, Anspannung, Unruhe, Niedergeschlagenheit
»Wie komme ich bloß etwas zur Ruhe!« »So kann das nicht weitergehen!«	Unruhe, Abgeschlagenheit
»Du musst jetzt irgendwie abschalten!«	Leeregefühl, wie betäubt
»Tu dir was Gutes!« »Das steht dir jetzt zu!« »Mach keinen Quatsch!«	Kurze Freude, dann Unsicherheit
»Das kommt jetzt gerade recht!« »Das wird dir guttun!« »Alle anderen können mich mal …!«	Leichte Vorfreude, beginnende Erleichterung
»Das tut gut!«	Entspannung, Kopf wird freier
Tiefer Schlaf	Keine Gefühle mehr
»Du Versager!« »Wie soll ich das meinem Berater erklären!«	Scham

nen der Alkohol nicht schmeckt oder die ihn gar nicht vertragen. Dazu gehören zum Beispiel viele Menschen aus dem ostasiatischen Raum. Bei ihnen ist das Enzym Alkoholdehydrogenase, das für einen zügigen Alkoholabbau sorgt, genetisch bedingt weniger stark ausgebildet. Menschen, bei denen das Enzym vermindert aktiv ist oder fehlt, bekommen vegetative Unverträglichkeitssymptome wie Übelkeit, Schwitzen oder Gesichtsrötung (»Flush«). Das gilt auch für viele Frauen. Wer diese Erfahrung früh gemacht hat, kommt kaum in Gefahr, in größeren Mengen Alkohol trinken zu wollen.

Umgekehrt konnten wissenschaftliche Studien belegen, dass insbesondere diejenigen jungen Männer besonders gefährdet sind, eine Alkoholabhängigkeit zu entwickeln, die schon in der Jugend viel Alkohol vertragen.

Wer bei einem Klienten verstanden hat, warum er situativ gerne zum Alkohol greift, kann in der Regel besser verstehen, warum er auch in Zukunft in Versuchung kommen wird, wieder Alkohol zu sich zu nehmen.

Menschen, die als »Belohnungstrinker« mit dem Alkoholgenuss zunächst angenehme Konsequenzen verbinden, werden in den entsprechenden Versuchungssituationen Mühe haben, sich zu distanzieren, selbst wenn sie es der Familie oder dem Arbeitgeber »versprochen« hatten.

BEISPIEL 1

Eine junge Frau entstammt einer Familie, die Wein und Weingenuss immer schon als etwas Besonderes stilisiert hat. Zu einem guten Essen gehörte auch immer ein guter Wein, bei Besuchen lehnte man einen guten Wein nie ab. Als sie merkt, dass ihr zunehmend die Kontrolle verloren geht, hat sie das Gefühl, auf etwas verzichten zu sollen, was für ein gelingendes Leben unentbehrlich ist.

BEISPIEL 2

Ein junger Mann ist es gewohnt, sich für besondere Leistungen mit Alkohol zu belohnen. Nach dem Examen gibt es Sekt für alle, nach einem gewonnenen Fußballspiel eine Kiste Bier für die ganze Mannschaft. Er hat das immer genossen. Verzicht auf Alkohol scheint ihm zu bedeuten, sich nicht mehr belohnen und freuen zu dürfen.

Ähnliche Kämpfe müssen Klientinnen und Klienten mit sich austragen, die den Alkohol bislang eingesetzt hatten, um damit negative Gefühle zu betäuben oder zu beseitigen.

BEISPIEL 1

Der Arbeitnehmer, der nach einer Alkoholentwöhnungstherapie wieder an seinen Arbeitsplatz zurückkehrt, hat in einer vergleichsweise fürsorglichen Umgebung in der Klinik wenig Mühe gehabt, abstinent zu bleiben. Als am Arbeitsplatz die ersten Vertretungssituationen mit Mehrbelastungen anstehen, steigt abends das Bedürfnis, erneut Alkohol zu nutzen, um zu Hause zur Ruhe zu kommen und danach schlafen zu können.

BEISPIEL 2

Ein Bühnenkünstler hat regelmäßig mit Lampenfieber zu kämpfen. Er macht die Erfahrung, dass Alkohol ihn ruhiger macht. Seine Auftritte erlebt er unter einem gewissen Alkoholspiegel viel entspannter. Viele seiner Kollegen handhaben das ähnlich. Vor jedem Auftritt nimmt er sich vor, dass das nun das letzte Mal sein soll. So geht es schon seit Jahren.

Gewohnheitstrinker merken oft erst, dass etwas nicht stimmt, wenn sie durch äußere Umstände zu einer Konsumunterbrechung gezwungen werden.

BEISPIEL 1

Ein berenteter Handwerker kommt nach einem Entzugskrampfanfall in die Klinik. Er hatte wegen einer Magenverstimmung zuletzt wenig gegessen und getrunken und war dann in den Entzug geraten. Ihm selbst mochte ein Zusammenhang zunächst nicht einleuchten. Er habe regelmäßig über den Tag verteilt vier bis sechs Flaschen Bier getrunken, habe sich aber nie betrunken gefühlt. Deswegen wolle er auch in Zukunft auf sein Bier nicht verzichten.

BEISPIEL 2

Ein Außenhandelsvertreter ist viel auf Auslandsreisen. Er ist es gewohnt, mit seinen Kunden unterwegs zu sein und mit ihnen Alkohol zu trinken. Für ihn bedeutet dies einen Teil seines Berufs, selbst wenn er an manchen Abenden durchaus angetrunken ist. Als er nun nach einem Blechschaden von der Polizei kontrolliert wurde, hatte er noch so viel Restalkohol im Blut, dass er seinen Führerschein abgeben musste. Vorläufig hat er sich einen Fahrer organisiert. Seinen Konsum will er nicht ändern, wenn sein Anwalt dafür sorgt, dass er berufsbedingt »den Schein« zurückbekommt.

Alle geschilderten Personen entwickeln in Situationen, in denen sie mit vertrauten Triggern konfrontiert werden, Suchtdruck (»Craving«). Das Craving ist umso schwerer zu kontrollieren, je angenehmer die Konsequenzen sind, die die Person beim Alkoholkonsum zu erwarten hat. Zu solchen positiven Konsequenzen gehört dann auch das Verschwinden von unangenehmen Gedanken und Gefühlen. > Craving, Seiten 85, 88, 95

Wer nicht nachempfinden kann, was Suchtdruck bedeutet, kann vermutlich Menschen mit Alkoholproblemen nicht verstehen. Häufig begegnet man Äußerungen wie: »Die Flasche hat er sich doch selbst an den Hals gesetzt. Wie konnte er sich und uns das antun?!« Oder: »Hat er denn nicht verstanden, dass er so krank ist, dass ihn das das Leben kosten kann, wenn er weiter säuft?!«

Um dem Nichtalkoholabhängigen Suchtdruck verständlich zu machen, möchte ich eine Analogie zur Selbstbelohnung bzw. Selbsttröstung durch Schokolade nutzen.

? Stellen wir uns vor, am Abend nach einem anstrengenden Arbeitstag nach Hause zu kommen. Eigentlich waren wir gut in den Tag gestartet, weil wir solide vorbereitet waren, doch dann lief alles schief. Letztlich hat der Chef, der wohl auch einen schlechten Tag hatte, uns für alles verantwortlich gemacht. Der Weg nach Hause ist von Gedanken begleitet wie: »Ist eigentlich auch egal, was ich mache, der Chef ist sowieso nie zufrieden. Auf die Anerkennung, die ich eigentlich verdient habe, kann ich noch ewig warten!«

In der Hoffnung, die Partnerin oder der Partner zu Hause würde uns

vielleicht wieder in Schwung bringen, treffen wir auf eine leere Wohnung. Auf einem kleinen Zettel hat die oder der andere hinterlassen, was alles unbedingt heute noch gemacht werden müsse. Der gedeckte Abendbrottisch, auf den wir uns eigentlich gefreut hatten, ist leer. So stehen wir da und überlegen, was nun am besten zu tun ist. Was können wir uns selbst Gutes tun, wenn es schon kein anderer tut? Auf der Suche nach Trost werden wir in der Speisekammer fündig: eine Tafel Schokolade. Zuerst denken wir, dass die Schokolade mit unseren aktuellen Plänen, Diät zu halten und etwas abzunehmen, eigentlich nicht vereinbar ist. Noch am Morgen hatte uns unsere Partnerin oder der Partner einen dezenten Hinweis gegeben, dass Hemd oder Bluse spannen würde über dem Bauch.

Nach kurzem Zögern greifen wir uns die Schokolade, reißen sie auf, brechen uns einen Riegel ab. So viel wollten wir eigentlich gar nicht nehmen. Eigentlich. Ach, egal. Nach diesem Tag noch große Verzichtsübungen zu bestehen, das muss nicht sein. Ausgerechnet heute? Ach, nur dieses eine Stück ...

Als der erste Riegel Schokolade gegessen ist, hoffen wir darauf, dass die Lust auf Schokolade vorbei ist. Ein Fehlschluss. Wir sitzen im Sofa, sehen fern, müssen aber die ganze Zeit an die restliche Schokolade denken. Und irgendwie zieht es uns dann wieder hin zur Speisekammer. Das Hin und Her in unserem Kopf führt dazu, dass wir gar nicht mehr richtig denken. Wie getrieben, ja, wie ferngesteuert gehen wir zur Schokolade, reißen sie erneut auf und nehmen einen zweiten Streifen. Das wird sich am Abend noch zweimal wiederholen. Dann ist die Schokoladentafel aufgegessen. Der letzte Riegel hat uns schon gar nicht mehr wirklich geschmeckt, eigentlich waren wir satt. Als die Frau oder der Mann am späten Abend nach Hause kommt, verspüren wir auch noch ein tiefes Schamgefühl in uns. ?

Die geschilderte Situation ist für viele Menschen leichter nachvollziehbar als eine Rückfallgeschichte, bei der es sich um Alkohol dreht. Und doch wird schnell erkennbar, dass an der Stelle von Schokolade (wahlweise Kartoffelchips) auch Bier oder Wein gestanden haben könnte.

Das Drang- und Triebhafte, das im Suchtdruck steckt, ist vielen Betroffenen peinlich, weil es etwas Unreifes zu verkörpern scheint. Im Umgang mit Suchtdruck geht es darum, Bedürfnisse aufschieben, gegebenenfalls sogar ganz verzichten zu können. Kindern fällt das bekanntermaßen schwer. Erwachsene versuchen ihren Kindern das Wartenkönnen beizubringen, wenn sie im Supermarkt mit ihnen an der Kasse vorbeigehen wollen, ohne die dort noch platzierten Süßigkeiten zu kaufen. Das Aufschieben der Befriedigung von Bedürfnissen ist aber eben nicht nur für Kinder, sondern auch für viele Erwachsene schwer, sei es im Umgang mit Alkohol, sei es beim Essen oder beim Ausgeben von Geld für Konsumgüter.

Das Besondere an der Suchterkrankung ist, dass sie subjektiv durch den Rausch bzw. durch die betäubende Wirkung auch einen sehr schönen Teil hat, der auf Wiederholung drängt. Abstinent zu leben und Suchtkrankheit zu bewältigen hat deswegen auch immer etwas mit *Verzicht* ***zu tun. Das sollten wir in unserer Arbeit auch so benennen.***

Willensfreiheit und Rauscherleben

Solange Menschen sich mit dem Thema »Sucht« beschäftigen, so lange fragt man sich, in welcher Wechselbeziehung der freie Wille eines erwachsenen Menschen und der »süchtige« Konsum von Alkohol zueinander stehen. Kann man einen süchtigen Menschen für seinen Alkoholkonsum verantwortlich machen, wenn doch das Süchtige genau darin besteht, dass der Mensch die Kontrolle darüber verloren hat?

Obgleich die beiden Positionen Freiheit versus Abhängigkeit scheinbar gar nicht miteinander zu vereinbaren sind, so spürt doch jeder, der nur ein wenig Erfahrung mit dem Thema hat, dass Menschen vom Grundsatz her einen freien Willen haben und trotzdem alkoholabhängig sein können. Für spätere Handlungskonzepte ist die Frage sehr bedeutsam, ob wir dem Menschen mit Alkoholproblemen eine eigene Entscheidung über seinen Umgang mit Alkohol zubilligen oder ob wir ihn für quasi willenlos halten und daraus das Recht ableiten, mehr oder weniger über ihn zu bestimmen.

Die Erfahrung im Hinblick auf süchtigen Alkoholkonsum zeigt, dass es einen Anteil im betroffenen Menschen gibt, dem er passiv ausgesetzt zu sein scheint und für den er zumindest unter den aktuellen Bedingungen nur schwer verantwortlich zu machen ist. Die Verhaltenstherapeuten sprechen hier von der »Organismusvariablen«. Es geht dabei zunächst um unterschiedliche Bedürfnislagen. Manche Menschen verspüren überhaupt nicht das Bedürfnis, vermehrt Alkohol zu trinken. Das ist vermutlich kein Verdienst der Betroffenen, sondern eine Frage der Disposition und des lebensgeschichtlichen Lernens. Andere entwickeln beim Umgang mit Alkohol früh ein sehr starkes Bedürfnis danach, häufiger und größere Mengen Alkohol zu trinken.

BINDUNGSBEDÜRFNISSE Die Tiefenpsychologie hat diese Beobachtung traditionell damit in Zusammenhang gebracht, dass in der Biografie der Betroffenen frühe Bindungsbedürfnisse in der Kindheit (»orale Bedürfnisse«) nicht ausreichend befriedigt worden sind. Wenn aber diese drängenden Konsumbedürfnisse (also der Suchtdruck) vorliegen, woher auch immer sie stammen, dann geht es in einem zweiten Schritt für die Betroffenen darum, den Druck auszuhalten sowie den Konsum aufzuschieben oder sogar ganz auf den Alkohol zu verzichten. > Vertrauen, Seiten 45, 63

Das wiederum gilt ebenfalls als eine Anforderung, die nur von sehr »reifen« Menschen geleistet werden kann. Viele Menschen können das Aufschieben über längere Zeit oder den Konsumverzicht offenbar nicht aushalten, sei es, weil ihnen diese Disposition so in die Wiege gelegt worden ist, sei es, dass sie es nicht gelernt haben, sei es, weil sie es nicht wollen können.

SUCHTDRUCK Es gibt also Menschen, die in sich ein starkes Bedürfnis nach Alkoholkonsum verspüren. Unter diesen finden sich viele, die nur sehr eingeschränkte Fähigkeiten haben, dem inneren Drängen etwas entgegenzusetzen. Dieses Phänomen könnte man als den »krankhaften« Anteil süchtigen Verhaltens bezeichnen.

Wenn wir nun mit Menschen zu tun haben, die ein solches Verlangen nach Alkohol (entwickelt) haben, so gibt es darunter auch jene, die den Suchtdruck bewusst spüren, dabei um Kontrolle ringen und dann erleben, dass sie immer wieder von dem bestehenden Druck überwältigt werden. Solche Menschen leiden sehr unter ihrem »Sosein«, also unter dem, was wir eine Suchterkrankung nennen mögen. Sie erleben ihr Konsumverhalten als »ich-dyston«, als ich-fremd. Diese Personen sind »dankbare« Patientinnen und Patienten, wenn auch mit sehr unterschiedlichen Krankheitsverläufen.

Es gibt aber auch andere, die spüren ebenfalls ein starkes Bedürfnis, vermehrt Alkohol zu trinken, erleben das aber als »ich-synton«. Sie versichern immer wieder, dass sie nicht suchtkrank seien, sondern dass sie Alkohol trinken würden, weil sie Alkohol trinken *wollten*. Sie könnten auch aufhören, wenn sie wollten, und hätten das auch immer wieder für eine begrenzte Zeit unter Beweis gestellt. Die Zuschreibung einer Suchterkrankung mit externem Hilfebedarf lehnen sie ab. Es fällt nicht schwer, die Klienten mit ich-dystonem Konsummuster als »krank« anzusehen, zumindest als unterstützungsbedürftig. Schwieriger ist es bei der Gruppe mit ich-syntonem Konsum.

Viele Fachleute behaupten, bei der zuletzt aufgeführten Gruppe bestehe eine Erkrankung des Willens. Die Erkrankung bestehe darin, dass sie nicht anders wollen könnten, als Alkohol zu trinken. Würde man diesen Gedanken konsequent zu Ende führen, würde das bedeuten, dass man die Willenserklärung der Klienten, Alkohol trinken zu wollen, nicht ernst zu nehmen brauche, weil sie ja selbst schon Ausdruck der Erkrankung ist. Dann würde es nur noch um die Frage gehen, ab wann man die Betroffenen geschlossen unterbringen muss und was es einer Gesellschaft wert ist, sich um diese willenlose Gruppe suchtkranker Menschen zu kümmern.

Nimmt man diese Willenserklärung zum Alkoholkonsum aber ernst, dann geht es darum, die Betroffenen davon zu überzeugen, dass die Kontrolle über und der Verzicht auf Alkohol möglich und lohnend sind. Dabei müsste man respektvoll bedenken, dass der Kraftaufwand für den Betroffenen, Kontrolle bzw. Verzicht zu leisten, angesichts des starken Suchtdrucks erheblich sein kann und überhaupt nicht damit vergleichbar ist, was Konsumkontrolle und Alkoholverzicht für einen nicht süchtigen Menschen bedeutet.

Zusammenfassend bedeutet das, dass das Craving und die eingeschränkte Fähigkeit zum Konsumaufschub bzw. -verzicht Eigenschaften sind, die süchtige Menschen ins Leben »mitgebracht« bzw. biografisch erworben haben, ohne dafür unmittelbar verantwortlich gemacht werden zu können. Gleichzeitig gibt es Handlungsmöglichkeiten, um Craving zu reduzieren und den Konsumaufschub bzw. -verzicht zu lernen. Das wiederum erfordert von den Betroffenen (und von den Helfenden) einen hohen Einsatz, der sich für sie auch lohnen muss. Solange sich dieser Einsatz für sie nicht lohnt, können die Betroffenen es nicht wollen können. *Dass* sie es wollen können, wird zur therapeutischen Herausforderung.

Für den Umgang mit Menschen mit Alkoholproblemen ist es wichtig, zwischen denen zu unterscheiden, die aufhören wollen, es aber nicht schaffen, und denen, die nicht aufhören wollen können, weil auf der subjektiven Ebene die Fortsetzung des Trinkens mehr Sinn zu haben scheint als der mühsame Verzicht auf Alkohol. Die therapeutische Frage ist also: Was ist der Lohn für den Verzicht?

Rauschmittel und das verletzte Selbst

Was kennzeichnet Menschen, die süchtig werden? Die Tiefenpsychologie geht davon aus, dass die Sucht nach Alkohol eine tiefe, unerfüllte

Sehnsucht des Einzelnen nach enger, verlässlicher Bindung, nach Wärme und Geborgenheit befriedigen soll. Zudem haben gerade jüngere Untersuchungen gezeigt, dass sehr viele Menschen in ihren Biografien Traumatisierungen unterschiedlicher Art erfahren mussten, gerade Frauen mit Suchtproblemen.

Suchtbegleitende Traumafolgestörungen wie die Posttraumatische Belastungsstörung und die Borderlinestörung sind hier besonders häufig. Wir finden aber auch viele Personen, die in ihrem Selbstwert schwer beschädigt sind und narzisstische Störungen oder Depressionen entwickelt haben, die oft schwer zugänglich sind. Ähnlich problematisch sind der Umgang mit und die Behandlung von dissozialen Klienten, bei denen sich schwere Beziehungs- und Kontaktstörungen finden. Auch Menschen mit Angststörungen sind überdurchschnittlich häufig unter Süchtigen anzutreffen; die Ursachen liegen ebenfalls in unsicheren Bindungsangeboten und verunsichernden Lebenserfahrungen.

Für den Umgang mit süchtigen Menschen bedeutet das, dass zuverlässige Bindungsangebote der Helfenden mit langer Laufzeit häufig eine wichtige Voraussetzung für eine nachhaltige Behandlung der Sucht sind. Zudem müssen Suchtberater und -therapeuten oft beziehungsmäßig in Vorleistung gehen und Vertrauen investieren, bevor Vertrauen zurückkommt, Hoffnung geben, bevor Veränderungsmotivation erkennbar ist, konsequent sein, ohne die Beziehung infrage zu stellen, verzeihen können, ohne inkonsequent zu sein, ausdauernd bleiben, wenn andere schon einbrechen.

BEISPIEL

Eine junge Frau hat eine lange Vorgeschichte in der Kinder- und Jugendpsychiatrie und hält nun ihre betreute Wohngemeinschaft und die regionale Entgiftungsstation in Atem. Immer wieder trinkt sie außerhalb der Klinik große Mengen an Alkohol und bringt sich damit in enthemmte und/oder hilflose Zustände. Wenn sie selbst dann nicht auf Aufnahme drängt, tun das die betreuenden Mitarbeiter der Wohngemeinschaft. Die Station ist es nach der fünften Notaufnahme leid, immer wieder aufnahmebereit sein zu müssen, wenn die »Lady« mal wieder Lust hat, sich zu betrinken. Wird die Patientin dann doch aufgenommen, drängt sie oft schon nach wenigen Stunden auf sofortige Entlassung. Erst im Laufe der Zeit gelingt es den beteiligten Mitarbeitern drinnen und draußen, sich als Verantwortungsgemeinschaft zu begreifen, Absprachen für wiederkehrende Situationen zu treffen, dabei gleichermaßen konsequent wie verlässlich zu sein und die Wohngemeinschaft als »Zuhause«, die Station als »sicheren Ort« zu begreifen.

Menschen mit Alkoholproblemen sind – oft lebensgeschichtlich bedingt – sehr bedürftige und verletzte Menschen. Der angemessene Umgang mit dieser erhöhten Bedürftigkeit ist eine der Hauptherausforderungen im Umgang mit diesen Personen.

Rauschmittel in sozialen Bezügen

Die Bedeutung von Alkoholkonsum ist sehr abhängig von den sozialen Bezügen. Es gab und gibt weiterhin viele Situationen, in denen Alkoholkonsum als stimmig, ja manchmal sogar als notwendig angesehen wird. Dazu gehörte über Jahrhunderte das gemeinsame Abendmahl in der Kirche traditionell mit Brot und Wein. Sektempfänge bei großen festlichen Anlässen oder die überschäumende Schampus-Flasche bei der Ehrung der Sieger im Formel-1-Rennen werden öffentlich selten hinterfragt. Das gehobene Bürgertum, das sich trifft, um unter Einhaltung tradierter Rituale miteinander besondere Whiskey- oder Weinsorten zu genießen, würde sich nicht gemein machen wollen mit süchtigen Menschen, die über Bier oder Schnaps abhängig geworden sind. Aber auch beim steten Konsum von Wein oder Sekt können gravierende Schwierigkeiten auftreten.

Man kann daraus lernen, dass der kontrollierte Umgang mit Alkohol eigentlich eine Fähigkeit ist, die in unserem gesellschaftlichen Gefüge gefordert wird. Das hat eine sehr weitreichende Bedeutung für die Art und Weise der *Prävention* (Aktion Psychisch Kranke 2004).

Wer noch schulpflichtige Kinder hat, der weiß, dass es unter den Eltern, denen die Risiken des Alkohols bewusst sind, im Umgang mit Alkohol zwei Lager gibt: Die eine Elterngruppe versucht, den ersten Alkoholkonsum so weit wie möglich nach hinten zu verschieben. Die Hoffnung ist dabei, dass die Jugendlichen dann schon alt genug sind, um halbwegs verantwortungsbewusst damit umzugehen. Selbst wenn der erste Alkoholkonsum zeitlich nach hinten verschoben wird, so passiert er doch oft unter ganz unkontrollierten Bedingungen, meist im Kreis der gleichaltrigen Freunde. Die andere Fraktion führt die Jugendlichen bewusst an den Alkohol heran und trinkt gemeinsam mit dem Jugendlichen in einer Art Initiationsritus zu einem passenden Zeitpunkt den ersten Alkohol. Tatsächlich wird hier das Ziel verfolgt, einen kontrollierten, verantwortungsbewussten Umgang mit Alkohol zu lernen. Die Vorbildfunktion der Eltern spielt hier eine große Rolle.

VERHÄLTNISSE VERSUS VERHALTEN Die Erfahrung zeigt, dass der Einfluss von Peergruppen und anderen sozialen Gefügen auf das individuelle Konsumverhalten einen enormen Einfluss hat. So ist wissenschaftlich anschaulich belegt, dass »Verhältnisprävention«, die den Umgang mit Alkohol im sozialen Umfeld und den Zugang zu Alkohol beeinflusst, sehr viel erfolgreicher ist als die »Verhaltensprävention«, die die Widerstandskräfte beim Individuum stärken will. Insofern ist die Suchtprävention an Schulen seit Langem dazu übergegangen, auf die Schule insgesamt Einfluss zu nehmen und weniger auf den einzelnen Schüler.

Ähnlich verhält es sich in Fußballstadien oder am Arbeitsplatz. Wenn es gelingt, eine Abstinenzkultur in einem definierten Umfeld zu schaffen, ermöglicht das erheblich mehr positive Entwicklungen als die Arbeit an jedem Einzelnen. Welchen Unterschied das macht, kann man an Sportvereinen ablesen. In manchen Fußballvereinen lernt man, dass sich erfolgreiches Fußballspielen und Alkohol nicht vertragen. In anderen lernt man, dass starke Männer sich dadurch auszeichnen, dass sie viel Alkohol vertragen und auch nach durchzechter Nacht noch auf dem Platz stehen können.

Im professionellen Suchthilfebereich besteht eine lange Tradition, die Veränderung des Konsumverhaltens über den Eins-zu-eins-Kontakt zu erarbeiten. Selbsthilfe- und Therapiegruppen schaffen ein gemeinsames Miteinander, das auf Alkohol nicht mehr angewiesen ist. Die Beeinflussung von Trinkmilieus in bestimmten Stadtvierteln oder in bestimmten sozialen Gruppierungen hat hingegen weniger Tradition. Insofern bleibt für die Unterstützung einzelner Klienten und Klientinnen aus solchen Milieus nur der Weg, ihnen zu helfen, sich von ihren Trinkkameraden und dem »nassen Umfeld« zu distanzieren. Für viele bedeutet das, umziehen und sich neue Freunde und Bekannte suchen zu müssen. > Sozialsystem, Seiten 117, 142

Aus dem laufenden Alltag heraus ist das oft kaum möglich. Wenn aber ohnehin eine Zäsur ansteht, weil Klienten eine Haftstrafe absitzen müssen, ihnen die Wohnung gekündigt worden ist oder sie nach einer mehrmonatigen Langzeittherapie nach Hause zurückkehren, sollte mehr Wert darauf gelegt werden, Wohnort und Bekanntenkreis so zu wählen, dass zu einem veränderten Lebensstil ohne oder mit weniger Alkohol auch ermutigt wird.

Wer erfolgreich für Menschen mit Alkoholproblemen arbeiten will, darf sich nicht auf die individuelle Arbeit im Face-to-Face-Kontakt beschränken. Es geht auch darum, die Umgebungsfaktoren zu verändern, die den übermäßigen Alkoholkonsum antreiben. Deswegen muss Suchtarbeit gemeindeorientiert und letztlich politisch sein.

Geschlechtsspezifische Aspekte

Männer und Frauen unterscheiden sich in ihrem Umgang mit Alkohol deutlich (Rohde & Marneros 2007), auch wenn sich tendenziell die Konsummuster der Frauen denen der Männer annähern. Männer trinken häufiger und mehr Alkohol als Frauen und sind im Umgang mit ihm deutlich unkritischer. Vermutlich auch deswegen sind sie erheblich häufiger wegen Alkoholkonsums in Verkehrsunfälle verwickelt.

Frauen beginnen später mit dem Alkoholkonsum und entwickeln schneller eine Abhängigkeit. Sie vertragen den Alkohol schlechter und entwickeln wegen des geringeren Anteils an Körperwasser bei vergleichbarer Konsummenge von Alkohol höhere Blutalkoholspiegel. Im Vergleich zu Männern konsumieren sie häufiger zusätzlich andere Rauschmittel und leben häufiger allein bzw. getrennt oder geschieden. In Beziehungen haben sie viermal häufiger einen suchtkranken Partner. Frauen haben in der Vorgeschichte zudem im Vergleich zu Männern eine erheblich erhöhte Prävalenz an sexuellem Missbrauch in der Kindheit, sodass häufiger komorbide Störungen wie Angststörungen, affektive Störungen, PTBS oder Borderline auftreten. Trinkende Männer haben häufiger eine dissoziale Persönlichkeitsstörung.

Es gibt Hinweise darauf, dass sich die Konsumsituationen von Männern und Frauen erkennbar unterscheiden. Das Rückfallrisiko bei vielen suchtkranken Frauen steigt bei emotionalen und zwischenmenschlichen Problemen. Typische Rückfallsituationen für Männer sind positive Gefühlszustände und positiv besetzte soziale Situationen.

Männer erfahren offenbar mehr soziale Unterstützung, wenn sie wegen ihres Alkoholproblems Hilfe aufsuchen wollen. Im Gegensatz dazu scheinen die Partner und andere Bezugspersonen den alkoholbelasteten Frauen eher Hürden aufzubauen, sei es, weil häusliche Gewalt verborgen bleiben soll, sei es, weil sie für die Kindererziehung und andere häusliche Aufgaben unentbehrlich erscheinen.

GEWALTERFAHRUNGEN Im Hinblick auf Paargespräche ist es sehr viel leichter, die Frauen suchtkranker Männer als Unterstützer für die Behandlung zu gewinnen als die Männer suchtkranker Frauen. Wenn sich die Männer suchtkranker Frauen an der Behandlung beteiligen, sind die Behandlungserfolge besonders gut. Frauen bevorzugen aber ganz überwiegend Einzeltherapien gegenüber Paartherapien, vermutlich weil sie ihre persönlichen Probleme im Mittelpunkt sehen und die Aufmerksamkeit der Therapeuten gerne ganz für sich haben möchten.

Grundsätzlich profitieren Männer und Frauen in gleicher Weise von suchtspezifischen Therapien. Suchtfachkliniken für Frauen haben in der Regel einen besonderen Schwerpunkt in der Behandlung von komorbiden Störungen, insbesondere Essstörungen und Traumafolgestörungen. Fachkliniken für Männer haben oft besondere Angebote für Impulskontrollstörungen: Sport, Anti-Aggressions-Training und andere.

Im Hinblick auf Täter-Opfer-Konstellationen ist zu bedenken, dass rein statistisch betrachtet Frauen mit Alkoholproblemen sogar häufiger gewalttätig sind als Männer. Immer wieder schlagen sich suchtkranke Männer und Frauen gegenseitig. Die Gewalt von Männern ist aber häufiger brutaler und zielt häufiger auf Machtausübung, Bestrafung und Kontrolle ab. Oft waren alkoholkranke Patientinnen und Patienten in ihrer Lebensgeschichte schon Täter *und* Opfer.

Obgleich Schutzmaßnahmen zur Prävention gegen häusliche Gewalt in den letzten Jahren in vielen Kommunen etabliert wurden, sind wenige dieser Projekte mit dem Suchthilfesystem verknüpft. Frauen in Trinkphasen, die Opfer von häuslicher Gewalt wurden, sind in der Regel nicht in Frauenhäuser zu vermitteln. Oft gehen sie zu ihren gewalttätigen Partnern zurück. Dabei sind gerade Partnerinnen, die bewusst in gewalttätigen Beziehungen verbleiben, auf Hilfe und Beratung angewiesen. Sie sind durch erneute gewalttätige Übergriffe in besonderer Weise gefährdet. Das CRAFT-Programm bietet Hilfe und Beratung für Frauen von gewaltbereiten Männern mit Alkoholproblemen (Meyers & Smith 2017).

Wenn alkoholkranke Männer Gewalt benutzen, um ihre Partnerinnen zu beherrschen, ist meist große Gefahr im Verzug. Ordnungsrechtliche Interventionen durch die Polizei und Strafanzeigen sind dann der letzte Ausweg. Für die Strafverfolgung ist es seitens der Behandler wichtig, die durch die Gewaltanwendung entstandenen Verletzungen gut zu dokumentieren und die Opfer bei der Erstellung einer Strafanzeige zu unterstützen. Die Motivation für eine Teilnahme an Anti-Aggressions-Trainings gelingt oft nur über gerichtliche Auflagen.

Gendersensibles Arbeiten bei Alkoholproblemen muss in besonderer Weise die Biografien der Patientinnen und Patienten und mögliche Komorbiditäten im Blick haben. Die Thematisierung von früheren und aktuellen Gewalterfahrungen – sei es als Täter, sei es als Opfer – ist dabei besonders bedeutsam und darf nicht tabuisiert werden.

Alkoholkonsum in verschiedenen Kulturen – Hintergründe migrierter Personen

Alkohol hat in verschiedenen Kulturen eine sehr unterschiedliche Bedeutung. Wer mit alkoholkranken Menschen zu tun hat, muss diese kulturellen Zusammenhänge berücksichtigen, insbesondere bei jenen, die aus anderen Kulturen eingewandert sind oder zumindest einen Migrationshintergrund haben.

In den Neunzigerjahren kamen viele Spätaussiedler aus den ehemaligen Sowjetrepubliken nach Deutschland. In Russland wird so viel Wodka getrunken, dass in der Altersgruppe zwischen 15 und 54 Jahren bis in unsere Zeit mehr als die Hälfte aller Todesfälle dem Alkoholkonsum und seinen Folgen zugerechnet wird. Die durchschnittliche Lebenserwartung eines russischen Mannes liegt deswegen auch aktuell noch bei 59 Jahren und ist damit etwa 25 Jahre kürzer als in Mitteleuropa.

Die Behandlungsmethoden in Russland unterscheiden sich zum Teil deutlich vom therapeutischen Zugang in den deutschsprachigen Ländern. Therapeuten treten sehr viel dominanter auf und nutzen aus dieser Rolle heraus oft stark suggestiv wirksame Zugänge, beispielsweise die Kodierung nach Alexander R. Dovzhenko, einem 1995 verstorbenen ukrainischen Hypnotherapeuten und Suchtspezialisten. Die Nutzung aversiver Medikamente wie Disulfiram hat in Osteuropa eine lange Tradition. Unter Vermittlung orthodoxer Geistlicher werden häufig auch spirituelle und religiöse Zugänge genutzt.

Daraus lässt sich leicht ableiten, dass viele Spätaussiedler aus der ehemaligen Sowjetunion mit den partizipativ und selbstreflexiv ausgerichteten Behandlungskonzepten im deutschsprachigen Raum zunächst wenig anzufangen wussten. Umgekehrt ist den in Mitteleuropa sozialisierten Therapeuten das von ihnen im Umgang mit Spätaussiedlern geforderte bestimmende, bewusst suggestive Auftreten fremd.

So hat sich gerade in der Abhängigkeitsbehandlung ein eigenes, auf Spätaussiedler zugeschnittenes Suchthilfeangebot entwickelt, das diese Zugänge aufgreift. Im Internet lassen sich Behandlungspakete finden, die in Kooperation mit osteuropäischen Behandlern die therapeutischen Bedarfslagen der aus Russland und dem Kaukasus zugewanderten Klientel bedienen. Zudem haben sich aus dem Kreis der Spätaussiedler viele christlich geprägte therapeutische Gemeinschaften gebildet, die suchtkranke Menschen bei sich aufnehmen und über ein gemeinsames, christlich geprägtes Leben und Arbeiten den Weg in ein sinnstiftendes abstinentes Leben zeigen wollen. Bei der Arbeitsgemeinschaft Christlicher Lebenshilfen kann man im Netz unter www.acl-deutschland.de entsprechende Hinweise finden.

Das Suchthilfesystem im deutschsprachigen Raum lernt nach und nach, dass angebotene Behandlungen die subjektiven Krankheitskonzepte der Betroffenen besser treffen müssen. Die Renaissance der Nutzung von Disulfiram wurde dadurch sicher gefördert, auch wenn der Umgang damit nicht mehr so paternalistisch ist wie in den Sechziger- oder Siebzigerjahren. Auch der Respekt vor und die Akzeptanz von stark christlich geprägten Behandlungsangeboten ist im professionellen Hilfesystem gewachsen. Es gibt eben viele Wege zum Ziel. Am leichtesten findet er sich, wenn man die subjektive Sichtweise der Betroffenen auf das Problem ausreichend würdigt.

Im selben Zeitraum tauchten auch viele Tamilen aus Sri Lanka im Hilfesystem des deutschen Sprachraums auf. Die europäische Kultur und Sprache waren den hinduistisch geprägten Zuwanderern fremd (Fricke 2002). Alkoholprobleme finden sich bei den aus dem Norden und Osten Sri Lankas stammenden Tamilen fast ausschließlich bei Männern und ausgeprägter bei Mitgliedern armer Bevölkerungskreise. In den deutschsprachigen Zufluchtsländern treffen sich diese Männer in Parks, weil Frauen und Kinder den Alkoholkonsum, meist Bier und Whiskey, nicht mitbekommen sollen. In therapeutischen Settings verhielten sie sich höflich und zurückhaltend, gaben aber wenig von sich zu erkennen. Das Ausmaß an Kriegstraumatisierungen wird oft erst spät deutlich. Häufig sprachen sie kaum Deutsch, hatten wenig familiären Rückhalt und stabilisierten sich ebenfalls am ehesten über Arbeit.

Neben der Beschäftigung mit der Lebens- und Fluchtgeschichte der Betroffenen spielen Fragen des Bleiberechts, der Wohn- und der Arbeitsmöglichkeiten, die im deutschen Asyl- und Ausländerrecht geregelt sind, eine zentrale Rolle. Wer mit suchtkranken Geflüchteten arbeitet, sollte sich hier die notwendige Unterstützung von der Flüchtlingshilfe einerseits und dem Bundesamt für Migration und Flüchtlinge (BAMF) bzw. dem Ausländeramt andererseits holen.

Diese Beispiele zeigen, dass der Stellenwert des Alkoholkonsums oft nur zu verstehen ist, wenn man auch kulturelle Bedeutungen und Bewertungen berücksichtigt. Kultursensible Arbeit setzt voraus, Interesse zu zeigen für die anderen Bedeutungszusammenhänge, aus denen ausländische Klientinnen und Klienten kommen. Erst wenn es gelungen ist, ein gemeinsames Verständnis vom Alkoholkonsum zu entwickeln, können tragfähige Behandlungsziele erarbeitet und verfolgt werden. > Beziehungsgestaltung, Seiten 48, 63

BEISPIEL

Ein 52-jähriger alkoholabhängiger Russe hatte schon vor seiner Auswanderung aus Sibirien Alkoholprobleme. Als er dort noch seine Arbeit als Lkw-Fahrer ausführte, hatte er den Konsum weitgehend unter Kontrolle, zumal die Toleranzschwelle dort sehr hoch war. Er reiste dann mit seiner deutschstämmigen Frau und deren Familie nach Deutschland aus und bekam hier mit ihr vier Kinder. Als er wegen seines Alkoholkonsums Führerschein und Arbeit verlor, trank er noch mehr, bis seine Frau sich von ihm trennte. Danach wurde er obdachlos und hatte keine alkoholfreien Zeiten mehr.

Nach einer Entzugsbehandlung im psychiatrischen Krankenhaus gelang es, ihn in eine stationäre Einrichtung für Wohnungslose zu vermitteln und ihn wieder in einem Arbeitsprojekt zu beschäftigen. In den jetzt immer längeren Abstinenzphasen konnte er wieder häufiger seine Kinder sehen. Er lernt besser Deutsch und kann sich nun eher vorstellen, eine Langzeittherapie zu machen, vielleicht in einer Einrichtung, in der man auch Russisch spricht.

Alkohol hat in verschiedenen Kulturen eine unterschiedliche Bedeutung. Diese Bedeutung will verstanden werden, was bei Sprachbarrieren einen Dolmetscher zwingend erforderlich macht und in vielen weiteren Fällen sogenannte Kulturvermittler sehr hilfreich erscheinen lässt. Inzwischen gibt es Anbieter für online-gestütztes Dolmetschen, die auf hohem Niveau sehr zeitnah in allen gängigen Sprachen Übersetzungsarbeit ermöglichen können. Kultursensibles Arbeiten braucht eine respektvolle Neugier.

Alkoholismus als Krankheit: Definitionsversuche

Dass übermäßiger Alkoholkonsum eine Krankheit ist, wird von deutschen Sozialgerichten erst seit 1968 anerkannt. Dieses berühmte Urteil hat die Versorgungslandschaft für Menschen mit Alkoholproblemen grundsätzlich verändert und dafür gesorgt, dass Menschen mit Alkoholismus Anspruch darauf erhielten, auf Kosten der Krankenkasse von niedergelassenen Ärzten und Krankenhäusern behandelt zu werden. In der öffentlichen Wahrnehmung des Problems hat sich seitdem zunehmend eine Sichtweise durchgesetzt, abgrenzbare seelische und körperliche Störungen als wesentliche Ursache für Suchterkrankungen anzuerkennen. Bis zu diesem Zeitpunkt dominierte die Idee, dass Alkoholismus vornehmlich Ausdruck einer in der Person verankerten Willensschwäche oder einer sozialen Problemlage sei, aber eben doch keine Krankheit.

Für die Einordnung der Sucht als Krankheit spielen auch Eigenschaften eine Rolle, die offenbar sehr stark genetisch veranlagt sind. Dazu gehört vor allem die Verträglichkeit von Alkohol. Wer aufgrund seiner Enzymausstattung Alkohol schlecht abbauen kann, wie das bei vielen Asiaten der Fall ist, der verträgt Alkohol schlecht und kommt gar nicht in die Verlegenheit, sich häufigeren Alkoholkonsum zu wünschen. Wer umgekehrt aufgrund seiner veranlagten körperlichen Ausstattung sehr viel Alkohol trinken kann, ohne davon beeinträchtigt zu werden, hat ein besonders hohes Risiko, an einer Alkoholabhängigkeit zu erkranken. Oft zeigt sich diese Eigenschaft schon im frühen Jugendalter – und wird dann eher positiv bewertet: »Der kann ja was vertragen!« Anstatt diese Erfahrung als besondere Stärke zu konnotieren, sollte man eher warnend auf die am Horizont aufleuchtenden Gefahren verweisen. Zwillings- und

Adoptionsstudien der letzten Jahrzehnte haben ebenfalls die Annahme gestützt, dass die Wahrscheinlichkeit, eine Alkoholabhängigkeit zu entwickeln, zu einem sehr bedeutsamen Teil auf eine solche genetische Veranlagung zurückzuführen ist (Kiefer u. a. 2011).

Die Auseinandersetzungen mit den erblichen Anteilen einer Erkrankung waren in den letzten Jahren sehr stark tabuisiert, weil die sogenannte Rassenhygiene und die daraus abgeleiteten Erbgesundheitsgesetze der Nationalsozialisten Menschen mit veranlagten neurologisch-psychiatrischen Störungen sehr stark entwertet haben und ihr Recht auf Fortpflanzung infrage stellten. Trotzdem hat die Überzeugung, dass Sucht im Kern eine Krankheit sei, tendenziell zu einer Schuldentlastung der Betroffenen im Hinblick auf ihr Schicksal geführt. Sie müssen sich nicht schuldig fühlen. Sie können jetzt einen legitimen Anspruch auf Hilfe formulieren.

Gerade aus sozialrechtlicher Perspektive, aber auch aus vielen anderen Gesichtspunkten heraus wurde es immer wichtiger, zu definieren, welche Symptome vorliegen müssen, damit die Krankheit »Alkoholismus« tatsächlich diagnostiziert werden kann. In Europa haben wir das definiert über die »Internationale Klassifikation psychischer Störungen«, die ICD, die von der WHO herausgegeben wird. Die bisherige Klassifikation nach ICD-10 aus dem Jahr 1994 ist nun überarbeitet und als ICD-11 auch in Deutschland neu herausgegeben worden. Ihre verbindliche Einführung in die klinische Praxis wird vermutlich noch einige Jahre in Anspruch nehmen. Die Definition von Alkoholmissbrauch und Alkoholabhängigkeit ist aber weitgehend erhalten geblieben (Heinz u. a. 2021). Die Neudefinition des amerikanischen Klassifikationssystems DSM-5, die 2013 die klare Unterscheidung zwischen Missbrauch und Abhängigkeit abgeschafft hat, ist interessanterweise nicht übernommen worden. Unter dem übergreifenden einheitlichen Störungsbegriff »Sucht und verwandte Störungen« wird eine Reihe von Kriterien aufgeführt, die jetzt in abgestuften Schweregraden abgebildet werden. Eine scharfe Grenze zwischen Missbrauch und Abhängigkeit entfällt dadurch.

Die ICD-11 spricht unter dem Punkt F 1 (Kapitel V) von »Störungen durch Substanzgebrauch und abhängige Verhaltensweisen«. Für das Verständnis von Alkoholproblemen am bedeutsamsten ist weiterhin, wie schon in der ICD-10 und im Gegensatz zum DSM-5, die Unterscheidung von »schädlichem Gebrauch« und »Abhängigkeitssyndrom«. Nach ICD-11 liegt ein schädliches Konsummuster immer dann vor, wenn das Konsumverhalten zu einer körperlichen oder seelischen Gesundheitsstörung führt oder wenn sich negative soziale Folgen aus dem Konsum entwickelt haben.

Die Diagnose einer Abhängigkeit erfordert nach ICD-11, dass zwei oder mehr der folgenden drei zentralen Kriterien über einen Zeitraum von mindestens zwölf Monaten bestehen (Thomasis u. a. 2020):

1. Kontrollverlust Es besteht eine beeinträchtigte Kontrolle über den Substanzkonsum, bezogen auf Beginn, Menge und Umstände oder Ende des Konsums. Dieser Kontrollverlust wird oft, aber nicht notwendigerweise von subjektiven Empfindungen wie Drang oder Verlangen, die Substanz zu konsumieren, begleitet. So nehmen sich viele Menschen mit Alkoholproblemen immer wieder vor, den Alkoholkonsum besser zu steuern. Sie fangen an zu trinken mit dem Vorsatz, es bei zwei Bier zu belassen, müssen aber feststellen, dass ihnen nach Beginn des Trinkens trotz bester Vorsätze häufig (nicht immer!) die Kontrolle über die Menge entgleitet. Die Erfahrung, dass sie manchmal den Konsum auch begrenzen können, verleitet sie immer wieder dazu, es neu zu versuchen. In der Regel ist es eine Frage der Zeit, bis das Verhalten erneut scheitert.

Alkoholkonsumenten, die solche Kontrollverluste haben, leiden oft gleichzeitig unter einem starken Verlangen nach Alkohol, sie sprechen hier von »Suchtdruck« oder »Schmacht«, Suchtexperten von »Craving«. Häufig gibt es Auslöser, die diesen Suchtdruck hervorrufen, zum Beispiel unangenehme Gefühle wie Angst oder auch angenehme Gefühle wie Erleichterung nach einer Prüfung. Jenseits der persönlichen Einflussfaktoren kann das Aufsuchen bestimmter Orte (Fußballplatz) oder das Zusammentreffen mit bestimmten Menschen (Skatrunde) Suchtdruck auslösen. Es handelt sich um ein sich aufdrängendes Bedürfnis, das nach sofortiger Befriedigung durch das Suchtmittel verlangt.

2. Gewöhnung Zudem gibt es physiologische Merkmale, die Ausdruck der Anpassung der Nervenzellen im Gehirn an den übermäßigen Alkoholkonsum sind. Diese »Neuroadaptation« manifestiert sich als (1) Toleranz, (2) Entzugserscheinungen nach Konsumstopp oder -reduktion oder (3) wiederholter Konsum der Substanz, um Entzugserscheinungen zu mindern oder zu verhindern.

Im Rahmen der angesprochenen Toleranzentwicklung kommt es durch den regelmäßigen Alkoholkonsum mit der Zeit zu einer Gewöhnung. Der Körper passt sich der regelmäßigen Alkoholzufuhr an und scheint dann am besten zu funktionieren, wenn er den gewohnten Alkoholspiegel hat. Wenn der Konsument dann wieder die angestrebte Rauschwirkung erzielen will, muss er zu höheren Dosierungen greifen, um den alten Effekt zu erzielen. Nach Entstehen einer Toleranzentwicklung erlebt der Körper fehlenden Alkohol als Mangel. Entzugssymptome machen sich als sogenanntes Rebound-Phänomen der ursprünglichen Alkoholwirkung bemerkbar: Die entspannende Wirkung des Alkohols führt im Entzug zu Anspannung und Zittern, die schlafanstoßende Wirkung im Entzug zu Schlaflosigkeit, die beruhigende Wirkung der Substanzzufuhr bedeutet im Entzug Ängstlichkeit und Unruhe. Die geschilderten Entzugssymptome werden als sehr unangenehm erlebt. Die Betroffenen trinken deswegen erneut Alkohol, um die Entzugssymptome zu bekämpfen. Die Erfahrung, dass das tatsächlich gelingt, bestärkt sie in der Annahme, dass es ohne Alkohol gar nicht mehr geht.

3. Priorisierung Der Substanzkonsum wird fortschreitend zur Priorität im Leben, das heißt, dass die Substanz Vorrang vor anderen Interessen, Vergnügungen, alltäglichen Aktivitäten, Verpflichtungen, der Gesundheitspflege oder persönlichen Pflege erhält. Er nimmt damit zunehmend eine zentrale Rolle im Leben der Person ein und verschiebt andere Aspekte des Lebens in die Peripherie und wird oft trotz des Auftretens von Problemen fortgeführt.

Das wachsende Bedürfnis, Alkohol zu trinken, führt im Laufe der Zeit dazu, dass vorbestehende Regeln zum Konsum gebrochen werden. Anders als früher trinkt man nun Alkohol nicht mehr nur am Wochenende, sondern auch während der Woche, nicht mehr nur abends, sondern auch schon tagsüber oder sogar morgens. Man trinkt in Gesellschaft Alkohol, obwohl alle anderen keinen trinken, fängt an, Vorräte anzulegen, obwohl bislang der aktuelle Tagesbedarf ausreichend war.

Es kommt zu einer *fortschreitenden Vernachlässigung* anderer Vergnügen oder Interessen zugunsten des Alkoholkonsums: Regelmäßige Besuche bei Freunden, Freude an einem schön hergerichteten Garten oder an anderen Hobbys, gemeinsame Gesellschaftsspiele mit der Familie lassen häufig nach, weil der Konsum von Alkohol wichtiger ist und in angetrunkenem Zustand die Verfolgung zuvor praktizierter Interessen nicht mehr gelingt. Während zu Beginn der Besuch bei den Eltern noch Anlass war, vorher auf Alkoholkonsum zu verzichten, reicht der Anlass im weiteren Verlauf nicht mehr aus, das Trinkbedürfnis unter Kontrolle zu halten.

Je länger das Alkoholproblem besteht und je weiter es fortschreitet, desto mehr negative Folgen treten auf: Leberschädigung, Leistungseinbußen, Probleme am Arbeitsplatz und in der Familie, Führerscheinverlust und vieles mehr. Für manche werden solche Erfahrungen zum Anlass, das Konsumverhalten zu verändern, für viele nicht.

In vielen Alltagssituationen mit Menschen mit Alkoholproblemen ist es nicht so bedeutsam, herauszufinden, ob nach den genannten Kriterien tatsächlich eine Abhängigkeit vorliegt oder nicht. Wichtiger ist es, zu wissen, wann das Vorliegen der Diagnose von großer Bedeutung ist: So ist die Abhängigkeitsdiagnose in der Regel Voraussetzung, um stationäre suchtspezifische Hilfen in Anspruch zu nehmen. Stationäre Entzugsbehandlungen nach einer Alkoholintoxikation über die reine Ausnüchterung hinaus werden von der Krankenkasse nur dann bezahlt, wenn tatsächlich eine Abhängigkeit attestiert wird. Medizinische Rehabilitation von Suchtkranken zulasten der Rentenversicherung wird nur finanziert, wenn vom Arzt eine Alkoholabhängigkeit diagnostiziert worden ist. Umgekehrt zahlen private Krankenkassen suchtspezifische medizinische Behandlungen bei Alkoholabhängigkeit in der Regel ausdrücklich nicht, weil sie als selbstverschuldete Krankheit eingestuft wird.

Was an einer Stelle von Vorteil ist, kann an einer anderen zum Nachteil werden: So sehen die Leitlinien zur Eignung des Führens eines Kraftfahrzeugs vor, dass Menschen mit Alkoholabhängigkeit grundsätzlich dazu nicht geeignet sind, wenn sie nicht nach einer Entwöhnungstherapie ein Jahr lang nachweislich abstinent gelebt haben. Die Leitlinien gehen davon aus, dass alkoholabhängige Menschen grundsätzlich nicht in der Lage sind, zwischen Alkoholkonsum und der mangelnden Fähigkeit des Fahrens zu differenzieren. Menschen, die nur einen schädlichen Gebrauch betreiben, wird das hingegen zugetraut. Auch in anderen Bereichen, in denen eigenverantwortliches Handeln bedeutsam ist, kann die Diagnose einer Abhängigkeit problematisch sein, zum Beispiel bei Sorgerechtsfragen oder bei bestimmten Berufen (Piloten, Ärzte etc.).

In jüngerer Zeit hat es immer wieder Diskussionen darüber gegeben, ob eine scharfe Trennlinie zwischen schädlichem Gebrauch und Abhängigkeit wirklich sinnvoll ist. Tatsächlich lässt sich das im klinischen Alltag oft nicht erkennen. Ob zwei, drei oder vier Kriterien der Alkoholabhängigkeit gefunden werden können, ob also formal eine Alkoholabhängigkeit vorliegt oder nicht, ist abseits der oben genannten speziellen Situationen für die praktische Hilfeplanung gar nicht so wichtig. Entscheidender ist, die einzelnen Kriterien sauber zu bestimmen und aus jedem einzelnen vorliegenden Symptom die richtigen Folgerungen für den Behandlungsprozess abzuleiten.

So haben das – wie oben schon angesprochen – auch die Verfasser des DSM-5 in den USA gesehen. In ihrem Manual (Falkai u. a. 2014) geben sie die Abhängigkeitsdiagnose auf und sprechen nur noch von einer leichten, mittleren oder schweren Störung durch Alkohol. Grundlage für die Bewertung der Schwere sind die genannten Merkmale. Wir finden also keine kategoriale Einteilung mehr mit einem scharfen Schnitt vor, sondern ein dimensionales Verständnis mit allen möglichen Graustufen.

Im deutschsprachigen Raum wird diese Betrachtungsweise weiterhin kontrovers diskutiert, was zeigt, dass die Diagnose »Abhängigkeitssyndrom« nicht überbewertet werden darf. Sie ist ein Konstrukt, das vor allem in sozial- und ordnungsrechtlichen Zusammenhängen gerade in Deutschland ein ordnendes Element darstellt. Für den Kontakt mit Patientinnen und Patienten sollte es ausreichen, problemorientiert an Lösungen zu arbeiten, um Einschränkungen der Selbstkontrolle sowie der seelischen und körperlichen Gesundheit zu überwinden.

Der Krankheitsbegriff »Alkoholabhängigkeit« ist im Umgang mit den betroffenen Menschen ein durchaus umstrittenes Konstrukt, eine Konvention, die im rechtlichen Raum eine große Bedeutung gewonnen hat. Man sollte diesen Begriff für die praktische Arbeit mit dieser Klientel nicht überbewerten, sondern lösungsorientiert arbeiten.

Alkoholbedingte Veränderungen im Körper und ihre Verhaltensfolgen

Der Weg des Alkohols durch den menschlichen Körper

Alkohol wird zwar getrunken, muss aber vom Körper nicht, wie die meisten anderen Nahrungsmittel, unter Aufwendung von Energie *aktiv* aufgenommen werden. In einem osmotischen Prozess an den Schleimhäuten folgt der Alkohol einfach dem Konzentrationsgefälle vom Ort der erhöhten Alkoholkonzentration im Magen-Darm-Trakt zum Ort geringer Alkoholkonzentration im Blutgefäßsystem. Insofern wird schon in der Mundhöhle durch die Schleimhäute *passiv* Alkohol in den Kreislauf aufgenommen. Wenn der Alkohol in den Magen kommt, geht er auch dort über die Schleimhäute in den Blutkreislauf über.

Wird die Durchblutung der Magenschleimhaut durch kohlensäurehaltige Getränke wie Sekt stimuliert, dann wird die Alkoholaufnahme beschleunigt. Hat die betreffende Person aber vorher etwas gegessen, zum Beispiel Weißbrot, so mischt sich der Alkohol mit dem Mageninhalt, hat somit weniger Kontakt mit der Magenwand und wird dann auch erst verzögert aufgenommen. Zudem werden bis zu 20 Prozent des Alkohols im Magen über Enzyme abgebaut, und zwar umso mehr, je länger er im Magen verbleibt. Wenn der Alkohol dann im Darm abschließend resorbiert worden ist, wird er von den aufnehmenden Blutgefäßen, dem »Pfortadersystem«, zunächst durch die Leber geschleust. Die Leber dient dazu, alle aus dem Darm aufgenommenen Stoffe einer ersten Sichtung zu unterziehen und möglichst viele für den Körper schädliche Stoffe zu entgiften, bevor sie den großen Körperkreislauf erreichen. > Pfortaderhochdruck, Seite 55

Alkohol ist für den Körper eine toxische, Substanz und wird deswegen von den Leberzellen verstoffwechselt, allerdings nur zu einem geringen Teil beim ersten Durchlauf. Hinter der Leber erreicht der Alkohol dann den großen Körperkreislauf und entfaltet seine eigentliche Wirkung im Gehirn und in anderen Körperregionen. In der Peripherie des Körpers führt Alkohol dazu, dass die Blutgefäße weitgestellt werden, sodass Hände und Nasenspitze warm werden. Wer im kalten Winter abends nach Hause kommt, erlebt einen heißen Grog dabei als sehr angenehm. Alkoholisierte Wohnungslose, die im Winter draußen schlafen, geben durch den beschriebenen Effekt viel Wärme nach außen ab, unterkühlen deshalb schnell und drohen so zu erfrieren.

Im Gehirn bindet sich der Alkohol an verschiedene Empfängerstellen (»Rezeptoren«) und löst so zentralnervöse Wirkungen im Gehirn aus. Die Effekte auf das Belohnungssystem des Gehirns werden dabei als sehr angenehm erlebt. Die Beeinflussung des Stirnhirns beeinträchtigt die Impulskontrolle des Menschen und führt oft zu enthemmten Verhaltensweisen. Dabei sind die Alkoholeffekte in der Anflutungsphase bei gleichem Blutalkoholspiegel deutlich ausgeprägter als in der Abflutungsphase. Im Kleinhirn verursacht der Alkohol manifeste neurologische Störungen der Feinkoordination, die sich durch Gangunsicherheit (»Ataxie«), Doppelsehen (»Diplopie«) und Sprachstörungen (»Dysarthrie«) bemerkbar machen.

Das Belohnungssystem im Gehirn

Bis weit in die Achtzigerjahre hinein war Sucht in den Naturwissenschaften und der Medizin kein akademisches Thema. Spätestens zu Beginn der Neunzigerjahre jedoch setzten dann umfangreiche Forschungen ein, um die biologische Dimension der Sucht verstehen zu lernen. Die Befunde, die sich seitdem an verschiedenen Tiermodellen und beim

Menschen zeigten, stützen die naheliegende Hypothese, dass sich Rauscherleben und süchtiges Verhalten auch biologisch beschreiben lassen.

Vielen Betroffenen und Therapeuten fällt es schwer, die ohnehin nicht immer leicht zu verstehenden naturwissenschaftlichen Erkenntnisse mit dem eigenen Erfahrungswissen in einen fruchtbaren Zusammenhang zu bringen. Zudem tritt das naturwissenschaftliche Wissen manchmal mit einem Objektivitätsanspruch auf, dem anders gewonnenes Erfahrungswissen leicht unterlegen erscheint.

Wenn wir Rauschmittel als chemische Substanzen begreifen, mit denen wir unser Gehirn manipulieren und beeinflussen können, wird schnell deutlich, dass der ganzheitliche Umgang mit Rauschmittelkonsumenten ohne ein naturwissenschaftliches Grundlagenwissen nicht auskommt. Es liegt auch nahe, dass die chronische Zufuhr von Rauschsubstanzen nicht nur das Gehirn, sondern den ganzen Körper verändert und potenziell schädigt. Das Verständnis dieser Zusammenhänge ist wichtig, um die Grenzen des Möglichen im Umgang mit suchtkranken Menschen ermessen zu können.

BEISPIEL

Eine Besuchergruppe in einer Wohngruppe für chronisch mehrfach beeinträchtigte Alkoholpatienten wundert sich, dass die Bewohner im Alltag so viel Unterstützung erhalten. Sie fragen sich, ob es nicht besser wäre, den Bewohnern mehr Verantwortung für sich selbst zu geben und sie Konsequenzen von Versäumnissen stärker spüren zu lassen. Der anwesende Mitarbeiter kann der Gruppe deutlich machen, dass bei vielen der Bewohner inzwischen über den langjährigen Alkoholkonsum wichtige Zentren im Stirnhirn, die für Handlungsplanung und vorausschauendes Denken wichtig sind, schwer geschädigt worden sind. Die Patienten sind deswegen in der Selbstorganisation und in der Risikoabwägung stark beeinträchtigt, quasi behindert, und darum auf die strukturierende Unterstützung der

Mitarbeitenden sehr angewiesen. Wiederkehrende Routinen und ein enges »Coaching« seien deswegen wichtiger als eine fordernde Andragogik.

Die Neurobiologie geht davon aus, dass es im Gehirn Regelkreise gibt, die über ein internes Belohnungssystem dafür sorgen, dass Reize, die ein Mensch als gut und angenehm empfindet, erneut gesucht werden. Hat ein Mensch also ein Stück gut schmeckender Schokolade gegessen, wird diese angenehme Erfahrung im Hippocampus des Gehirns abgespeichert.

Nimmt der Mensch nun über Sinnesreize erneut Schokolade wahr oder denkt an diese, so entsteht eine Erwartungshaltung (»Vorfreude«) auf den schon vertrauten, jetzt erneut herbeigesehnten Genuss. Diese Erwartungshaltung wird im Gehirn über die Freisetzung von Dopamin im ventralen Striatum ausgelöst. Wird das Verlangen befriedigt und bekommt der Mensch erneut Schokolade zu essen, werden im Nucleus accumbens Endorphine freigesetzt, die im Gehirn jenes Hochgefühl auslösen, das der Mensch als Genuss wahrnimmt.

Werden nun Reize wie Alkohol mit hoher Regelmäßigkeit zugeführt, dann wird regelmäßig viel Dopamin ausgeschüttet. Das Gehirn gegenreguliert nun und verringert die Anzahl der Dopaminrezeptoren im Striatumbereich. Der Dopaminüberschuss wird jetzt durch die geringere Anzahl an Rezeptoren weniger wirksam. Die reduzierte Zahl der Dopaminrezeptoren ist angesichts der hohen Präsenz an Alkohol nun auch für andere Reize weniger ansprechbar. > Toleranzentwicklung, Seiten 35, 58

In dieser Phase sprechen suchtkranke Menschen auf Reize, die nichts mit dem Suchtmittel zu tun haben, nur noch sehr eingeschränkt an. Das Suchtmittel dominiert die Dopaminrezeptoren nach und nach vollständig. Das Verlangen, bei ausbleibender Alkoholzufuhr erneut Alkohol konsumieren zu wollen, ist deshalb umso größer, weil die reduzierte Anzahl an Dopaminrezeptoren mehr Stimuli benötigt, um im gewohnten Umfang Reize weiterzuleiten.

Die Reduzierung der Dopaminrezeptoren aufgrund einer chronischen Alkoholzufuhr führt zu einer schwächeren Reaktion auch auf andere Reize und schließlich zu einem neurophysiologischen Suchtdruck hin zu immer mehr Alkohol.

Zentralnervöse Veränderungen bei chronischem Alkoholkonsum

Grundsätzlich gibt es zwei Bereiche des Gehirns, in denen Schädigungen durch langjährigen Alkoholkonsum im Alltagsverhalten wie an der Gestalt des Gehirns selbst gut nachweisbar sind.

Bei Menschen mit dem sogenannten Korsakow-Syndrom (besser: alkoholtoxisches amnestisches Syndrom) zeigen sich im Alltag vor allem Störungen des Kurzzeitgedächtnisses, der Orientierung und quasi als Kompensation dafür Konfabulationen, also fantasierte »Erinnerungen«, um Lücken zu schließen. In der Bildgebung sowie bei neuropathologischen Untersuchungen fanden sich häufig spezifische Störungen im Zwischenhirn. Als charakteristisch gilt eine Degeneration der Mamillarkörper an der Hirnbasis, die offenbar für Gedächtnisfunktionen bedeutsam sind. Daran lässt sich ablesen, dass die Gedächtnisstörungen tatsächlich Ausdruck einer deutlichen hirnorganischen Schädigung sind.

Menschen mit exekutiven Funktionsstörungen des Frontalhirns bekommen immer dann Probleme, wenn abseits alltäglicher Routineverrichtungen neuartige und nicht zu erwartende Aufgabenstellungen bearbeitet werden müssen. Ihnen fehlt dann die Möglichkeit, flexibel und angemessen zu reagieren. Das wirkt sich insbesondere auf die Handlungsplanung aus.

Bei Menschen mit langjährigem starkem Alkoholkonsum ist der präfrontale Kortex, also die Stirnhirnrinde, die für diese Exekutivfunktionen verantwortlich ist, nachweislich häufiger geschädigt. Die betroffenen Personen sind dadurch nur noch eingeschränkt in der Lage, von der Alltagsroutine abweichende Aufgabenstellungen zu bewältigen und komplexere Aufgaben vorzuplanen und umzusetzen (Scheurich & Brokate 2009). Zudem ist das Frontalhirn für die Hemmung von ungesteuerten Handlungsimpulsen zuständig. Menschen, die in diesem Bereich Funktionsstörungen haben, zeigen vermehrt Schwierigkeiten, Handlungsimpulse nicht direkt umzusetzen, sondern aufzuschieben. Beobachtbar ist dies bei ADHS-Patienten, aber eben auch bei Menschen mit Suchterkrankungen.

Neuropsychologische Testungen und/oder eine gezielte ergotherapeutische Diagnostik sind bedeutsam, um spezifische Teilleistungsstörungen bei chronisch suchtkranken Menschen differenziert darstellen zu können. Für die weitere Ziel- und Handlungsplanung ist es wichtig, diese Beeinträchtigungen zu berücksichtigen und durch Training oder Kompensation auszugleichen. Unter- und Überforderungen können so vermieden werden.

Alkoholkonsum und psychiatrische Komorbidität

Psychiatrische Begleiterkrankungen bei Menschen mit Alkoholabhängigkeit treten sehr häufig auf. Um seelische Komorbiditäten zu verstehen, ist es hilfreich, sich die Wechselbeziehung zwischen Substanzkonsum und seelischer Störung anzusehen.

SELBSTMEDIKATION Alkohol kann zunächst einer Selbstmedikation dienen. Die meisten Menschen haben eigene Erfahrungen damit, dass Alkohol ein hochpotentes Psychopharmakon ist: Wer abends nicht einschlafen kann, weil er im Bett grübelt, hilft sich manchmal mit einem Glas Rotwein oder Grog. Ängste und Unruhe werden gerne mit Alkohol behandelt, zum Beispiel bei Lampenfieber vor beunruhigenden öffentlichen Auftritten oder vor einem wichtigen Gespräch in Familie oder Beruf.

Gerade wenn schwer erträgliche Gefühle wie Scham oder unerträgliche Erinnerungen etwa nach Erlebnissen von sexuellen oder gewalttätigen Übergriffen auftauchen, neigen manche Patienten dazu, sehr viel Alkohol in kurzer Zeit zu trinken, um sich zu betäuben oder ganz »auszuschalten«. Bei der Analyse einzelner Trinksituationen stößt man auf solche Affekte, die dann als »internaler Trigger« erkennbar werden. Viele Patienten schätzen gerade das kurzfristige Anfluten hochprozentigen Alkohols, das sie dann mit seinem Wärmeschwall wie einen »Kick« erleben.

Wenn seelische Auslöser des Trinkverhaltens erkennbar werden, benötigen die betroffenen Klienten oft Unterstützung, um die Selbstmedikation durch Alkohol einzustellen und andere therapeutische Wege zu nutzen. Das gilt insbesondere für die nun folgenden Personengruppen.

BORDERLINE Patientinnen und Patienten mit einer Borderline- oder einer Traumafolgestörung sind emotional oft sehr instabil. Ihre Affekte schwanken stark, häufig besteht eine mehr oder weniger ausgeprägte chronische Suizidalität. Die Personen leiden unter einem starken, manchmal fast unerträglichen Leeregefühl und unter Anspannungszuständen, was ein Ausgangspunkt für selbstverletzendes Verhalten sein kann, um sich selbst wieder spüren zu können.

In solchen dysphorisch-angespannten Zuständen kann es zu aggressiven Verhaltensdurchbrüchen gegen die eigene Person, zu Sachbeschädigungen oder, seltener, zu Aggressionen gegenüber anderen kommen. Hintergrund der Borderlinestörung sind oft traumatische Lebenserfahrungen mit emotionaler Vernachlässigung, unsicheren familiären Bindungen und massiven Grenzüberschreitungen. Alkohol wird von diesen Patientinnen und Patienten benutzt, um Spannung abzubauen, sich zu betäuben und um Affekte zu entladen. > Bindungsstörungen, Seiten 19, 63

MONO- UND BIPOLARITÄT Mono- und bipolare Patienten mit manischen und/oder depressiven Phasen haben sehr oft ebenfalls Alkoholprobleme. In depressiven Phasen dämpft der Alkoholkonsum Gefühle von Niedergestimmtheit und Verzweiflung, in manischen Phasen begleitet er den Prozess der Enthemmung oder verstärkt die angenehme manische Hochstimmung mit Antriebssteigerung und Hochgefühl.

PSYCHOSEN Bei Psychosen ist der direkte Zusammenhang zwischen Schizophrenie und Alkoholkonsum oft weniger deutlich. Der Alkoholkonsum ist dann eher Ausdruck der gesellschaftlichen Randstellung, fehlender Tagesstruktur, von Langeweile und eine Folge sozialer Kontakte in bestimmten Milieus, in denen insgesamt stark Alkohol getrunken wird.

ÄNGSTE Angststörungen sind die häufigste Komorbidität von Alkoholerkrankungen. Im Alltag zeigt sich das zum Beispiel an sozialen Phobien, die die Betroffenen daran hindern, soziale Kontakte aufzunehmen. Agoraphobische Störungen hindern Menschen daran, das Haus zu verlassen, in Kaufhäuser zu gehen oder öffentliche Verkehrsmittel zu nutzen. Anfangs hilft Alkohol dann noch, solche Situationen zu bewältigen, später verlassen viele Betroffene das Haus gar nicht mehr, sie lassen sich bringen, was sie brauchen, und trinken zu Hause stetig »vor sich hin«.

SUIZIDALITÄT Bei manchen Menschen werden durch den Alkohol aber auch negative Effekte verstärkt. Sie werden dann klagsam und weinerlich. Verborgene suizidale Impulse treten immer wieder an die Oberfläche und können zu selbstschädigenden Kurzschlusshandlungen mit fatalem Ausgang führen. > Suizidalität, Seiten 89 f.

ABSETZEFFEKTE Abhängig von Dauer und Umfang des Konsums kommt es bei und nach dem Absetzen von Alkohol zu seelischen Störungen in Form von Depressivität, Verunsicherung, Ängsten und gereizter Stimmung (»Dysphorie«). In den ersten vier Wochen nach dem Absetzen werden solche Störungen bei suchtkranken Menschen immer noch als Absetzeffekte gewertet. Erst danach kann man sicher sagen, ob eine eigene seelische Zweiterkrankung vorliegt.

Bestehen seelische Störungen auch vier Wochen nach dem Absetzen des Alkohols noch weiter fort, muss dieser Problematik vermehrte Aufmerksamkeit geschenkt werden. Negative Einflüsse der zurückliegenden Konsumphasen auf die aktuelle Lebenssituation und mögliche fortbestehende Einflüsse des Alkoholkonsums auf den Hirnstoffwechsel tragen sicher zu solchen überdauernden seelischen Störungen bei, sind als verursachender Faktor aber meist schlecht abgrenzbar. > Entzug, Seiten 35, 85 ff.

ANTISOZIALES VERHALTEN Der Maßregelvollzug, die Straffälligenhilfe und Teile der Jugendhilfe müssen sich oft mit Menschen auseinandersetzen, die immer wieder straffällig werden, die häufig wenig Empathie für andere empfinden und die ein hohes Bedürfnis haben, emotional stimuliert und angeregt zu werden. Die emotionale Bindungsfähigkeit ist oft eingeschränkt, stattdessen werden Beziehungen nach ihrem Nutzen bewertet und ausgebeutet. Sehr viele dieser Personen haben eine hohe Affinität zu Rauschmitteln, nicht nur zu Alkohol, sondern auch zu illegalen Drogen. Dabei lieben sie den Exzess und machen sich wenig Gedanken über schädliche Folgen und Risiken.

Für Therapeutinnen und Therapeuten sind sie meist schwer erreichbar, weil sie wenig Problembewusstsein mitbringen. Veränderungsbereitschaft entsteht in der Regel erst dann, wenn die negativen Folgen des Konsumverhaltens unausweichlich werden, zum Beispiel durch Führerscheinverlust, drohende Haftstrafen oder – seltener – schwere gesundheitliche Folgen. In der psychiatrischen Untersuchung lässt sich dann meist eine antisoziale Persönlichkeitsstörung (APS) finden.

Diese Form von Persönlichkeitsstörung scheint vor allem bei Männern einen bedeutsamen genetischen Anteil zu haben, wird aber durch Sozialisationsdefizite in der Herkunftsfamilie oder in Heimstrukturen entscheidend verstärkt. Unter Alkohol kommt es gehäuft zu dissozialen Verhaltensweisen wie Gewalttätigkeiten und Eigentumsdelikten. Dabei ist der Alkoholkonsum häufig Ausdruck einer bewusst herbeigeführten Selbstenthemmung. Auch in nüchternem Zustand haben viele dieser Patienten wenig Schuldbewusstsein, übernehmen also auch wenig Verantwortung für ihr Handeln im Rausch. Sie genießen es, intensive Gefühle zu haben und sich als stark und frei von Regeln zu erleben. Impulsives Verhalten – dazu gehört dann auch der Rauschmittelkonsum selbst und seine Folgen – wird durch diese auch genetisch veranlagte Bedürfnislage stark gefördert (Fiedler & Herpertz 2016).

Klare, strukturgebende Rahmenbedingungen mit verbindlichen Regeln sowie mit nachhaltiger und glaubwürdiger Beziehungsgestaltung in einer Atmosphäre wechselseitiger Anerkennung und gegenseitigen Respekts sind die Grundvoraussetzung für eine Verhaltensänderung bei Menschen mit einer antisozialen Persönlichkeitsstörung. Vielen dieser Patientinnen und Patienten gelingt es so, sich den zugrunde liegenden eigenen Ängsten etc. zu stellen und ihr eigenes Verhalten besser an die Umgebung anzupassen. Respekt, Stolz und Ehre sind dabei bedeutsamer als Einsicht, Nachsicht und Verständnis (Rauchfleisch 1995).

BEISPIEL

Ein hochgewachsener kräftiger Mann mit langjähriger Alkoholvorgeschichte gehört zu einer Gang, die sich gemeinsam mit anderen Hooligans regelmäßig zu Schlägereien verabredet. Er liebt die Atmosphäre, die Herausforderung, das Risiko und die Gemeinschaft mit den anderen, die zu seiner Gruppe gehören. Kameradschaft, Verlässlichkeit und Stolz auf sich und die Gruppe, zu der er gehört, sind ihm sehr wichtig. Die »Psychospielchen« auf der Entgiftungsstation und die »Weicheier«, die den ganzen Tag »rumquengeln«, kann er nicht leiden. Einem Sozialarbeiter, der ihn schon in der Jugendhilfe betreut hat, fühlt er sich in besonderer Weise verpflichtet. Er betrachtet es als Ehrensache, da zu sein, wenn der ihn braucht. Als in der Jugendhilfe ein Fußballturnier veranstaltet werden soll, erklärt er sich bereit, mitzuhelfen und für Ordnung zu sorgen. Obwohl viele Kollegen des Sozialarbeiters große Bedenken haben, hält sich der bekannte Raufbold streng an die engen Vorgaben, die ihm sein alter Mentor gemacht hat (»Ehrensache«). Bei den Jugendlichen des Fußballturniers genießt er viel Respekt. Als er zum Ende für seine Verdienste an der Durchführung des Turniers mit viel Beifall öffentlich geehrt wird, freut er sich aufrichtig.

Die Beispiele verschiedener seelischer komorbider Störungen zeigen, dass das reine Verstehen als empathischer Prozess für die Arbeit mit suchtkranken Patienten nicht ausreichend ist. Psychiatrisches Fachwissen über seelische Störungsbilder erleichtert die Einordnung seelischer Verhaltensweisen der Klienten und gibt wichtige Handlungsimpulse. Das gilt umso mehr, wenn man weiß, dass bei sozialen Randgruppen mit Alkoholproblemen begleitende psychische Störungen eher die Regel als die Ausnahme sind. Wer auffällige Verhaltensmuster seiner Klienten besser einordnen kann, wird sich im Berufsalltag sicherer fühlen und Grenzen eigener Handlungsmöglichkeiten und die Notwendigkeit der Einbeziehung von psychiatrisch-psychotherapeutischen Experten leichter erkennen.

Komorbide seelische Störungen stehen in ihrer Bedeutung den Suchtproblemen um nichts nach. Es lohnt sich daher für die Suchthilfe immer, sich auch im allgemeinpsychiatrischen Bereich ein solides Basiswissen anzueignen.

Wechselbeziehung von Sucht und seelischer Störung

Bei psychiatrischen Komorbiditäten sind Fragen nach Ursache und Wirkung häufig nicht mehr zu beantworten. Wenn die Krankheitsgeschichte schon sehr lange andauert, ist es allerdings auch nicht mehr so bedeutsam, wie alles mal angefangen hat. Wichtiger ist die Frage, was die Störung aufrechterhält, also die nach ihren Funktionen im Leben des Betroffenen. Häufig wird dann ein Teufelskreis erkennbar, in dem sich Alkoholkonsum und seelische Störung wechselseitig verstärken.

Bei Ängsten und Depressionen lässt sich das am leichtesten darstellen. So trinken Menschen mit Depressionen gerne Alkohol, weil sie das im Sinne einer Selbstmedikation als entlastend erleben. Nach Abklingen der Alkoholwirkung werden die Depressionen dann wieder stärker spürbar, zumal sich bestehende Probleme zwischenzeitlich selten »von selbst« erledigen. Gegen diese verstärkt spürbaren Depressionen setzt die betroffene Person dann abermals Alkohol ein.

In einer solchen Situation ist es notwendig, den Teufelskreis zu unterbrechen, in der Regel durch eine Entzugsbehandlung. Dabei müssen die seelischen Störungen (etwa die genannten Bindungsstörungen, massive Ängste oder Traumaerfahrungen) früh in die Behandlung einbezogen werden. Oft zeigt sich dann, dass sich Substanzkonsum und seelische Störung wechselseitig beeinflussen, aber auch je ein starkes Eigenleben führen. Es ist eher selten, dass die Beseitigung der einen Störung automatisch die Besserung der Zweitstörung zur Folge hat. Handlungsfähig werden aber Therapeuten in der Regel erst dann, wenn der Substanzkonsum unter Kontrolle gebracht wird. Mit betrunkenen Klienten ist eine erfolgversprechende psychotherapeutische Behandlung in der Regel nicht möglich, weder im Hinblick auf die Suchterkrankung noch im Hinblick auf die begleitende seelische Störung.

Bevor eine psychotherapeutische Bearbeitung psychischer Konflikte angegangen werden kann, muss der Alkoholkonsum so weit unter Kontrolle gebracht werden, dass die Gespräche nicht durch Rauschmitteleinflüsse beeinträchtigt werden.

Patientinnen und Patienten mit Alkoholproblemen haben meist nicht nur Schwierigkeiten mit dem einen Rauschmittel. Viele von ihnen rauchen stark und sind deshalb mehr oder weniger schwer nikotinabhängig. Manche machen die Erfahrung, dass angstlösende Medikamente (Benzodiazepine) und andere Schlafmittel (»Z-Substanzen« wie Zopiclon, Zolpidem) ähnlich wirksam sind wie Alkohol, den Entzug mildern oder abfangen und in der Umgebung weniger auffällig sind. Sie entwickeln dann einen Medikamentenmissbrauch oder sogar eine -abhängigkeit.

SUCHTVERLAGERUNG Die meisten Drogenkonsumenten haben ursprünglich einmal mit Zigaretten und gelegentlichem Alkoholtrinken angefangen, beides behält begleitend zu einem weiteren Drogenkonsum oft eine bleibende Bedeutung. Insbesondere bei methadonsubstituierten Patienten mit Opioidabhängigkeit ist übermäßiger Alkoholkonsum ein zunehmendes Problem geworden. Der Umstieg von einem Suchtmittel wie Alkohol auf eine andere Substanz oder auch auf ein anderes süchtiges Verhalten wie Glücksspiel oder übermäßiges Essen wird oft als »Suchtverlagerung« verstanden (Grüsser & Thalemann 2006).

Die Bewertung einer Veränderung als »Suchtverlagerung« scheint den bisherigen Behandlungsverlauf zu entwerten, weil scheinbar gar kein Fortschritt erreicht wurde. Das gilt aber nur bedingt. Im Sinne einer Schadensbegrenzung kann das neue süchtige Verhalten weniger gesundheitsschädigend sein und ist manchmal auch deutlich sozialverträglicher. Das gilt insbesondere beim Umstieg auf Verhaltenssüchte. Es gibt eine Reihe von Beispielen, wie ehemals Substanzabhängige durch Sport ihren Substanzkonsum unter Kontrolle bringen konnten. Statt des Konsums treiben sie in exzessiver Weise Sport. In Relation ist das oft die bessere Variante.

Bei anderen Formen der Suchtverlagerung lässt sich das allerdings nicht behaupten. So weichen viele junge Frauen mit Alkoholproblemen auf früher praktiziertes bulimisches Verhalten mit Fress-Brech-Attacken aus, wenn sie abstinent leben (müssen). Auch der ausgeprägte Alkoholkonsum vieler mit Methadon substituierter Klienten bewahrt viele vor den Folgen der Drogenkriminalität, aus gesundheitlicher Perspektive ist der Wechsel von den illegalen Drogen zum Alkohol jedoch kein großer Fortschritt, insbesondere dann nicht, wenn die Leber durch eine Hepatitis C schon vorgeschädigt ist. Psychiatrisch Tätige beruhigt eine solche Situation der Verlagerung oft erst einmal, wenn beispielsweise Frauen brechen statt trinken und wenn Drogenabhängige in Substitution trinken statt spritzen. Mit etwas Abstand betrachtet allerdings sollten die Patienten trotzdem zu einer weitergehenden Therapie ermutigt werden, die auch die zuletzt vorherrschende Symptomatik in den Blick nimmt.

Der Alkoholkonsum und seine somatischen Folgen

Alkohol ist ein starkes Zellgift. Fortgesetzter übermäßiger Konsum hinterlässt daher im ganzen Körper des chronischen Trinkers seine Folgen (Singer & Schneider 2005). Für psychiatrisch Tätige, die mit alkoholkranken Personen arbeiten, ist es wichtig, Grundlegendes über diese körperlichen Folgen zu wissen, um bei erkennbaren Auffälligkeiten Kontakt zum medizinischen Hilfesystem herstellen zu können. Die Betroffenen selbst sind vor dem Hintergrund der Suchterkrankung und des Alkoholeinflusses dazu eigenständig oft nicht (mehr) in der Lage.

SCHLEIMHÄUTE Folgt man noch einmal dem Alkohol auf dem Weg durch den Körper, so sind als Erstes die Erkrankungen der Mundhöhle und des Rachenraumes zu nennen. Insbesondere hochprozentiger Alkohol schädigt die Schleimhäute in diesem Bereich und macht sie angreifbarer für andere Gifte, beispielsweise für krebserzeugende Substanzen im Tabak. Insofern sind bei Krebserkrankungen der Zunge, der Mundhöhle, des Rachens und des Kehlkopfes Menschen mit Alkohol- und Tabakproblemen sehr stark vertreten. Eine heisere Stimme, die länger als zwei Wochen anhält, oder Geschwüre und knotige Veränderungen in diesem Bereich sollten Anlass für ärztliche Kontrolluntersuchungen sein.

MAGENBESCHWERDEN Im Magen führt übermäßiger Alkoholkonsum oft zu Magenschleimhautentzündungen, die ihrerseits Magenschmerzen und Erbrechen verursachen. Für alkoholkranke Menschen bedeutet dies, dass sie den Alkohol, den sie zur Vermeidung von Entzugssymptomen benötigen, immer wieder erbrechen und dann gegen ihren Willen ausnüchtern. Wenn die Betroffenen dann nicht frühzeitig einen Arzt aufsuchen, kann es zu schweren Entzugssymptomen und Delirien kommen. Nach dem Absetzen des Alkohols erholt sich der Magen nach kurzer Leidenszeit oft überraschend schnell.

Eine weitere häufige Problematik des Alkoholkonsums liegt darin, dass es zu vermehrtem Rückfluss von Magensäure in die untere Speiseröhre kommt (»Mallory-Weiss-Syndrom«). Diese entzündet sich dann und führt neben schmerzhaften Beschwerden auch zu blutigen Beimengungen im Erbrochenen. Wiederholte Entzündungen in diesem Bereich können zu Vernarbungen führen, die wiederum bleibende Schluckbeschwerden bereiten.

PANKREATITIS Im Zwölffingerdarm wird das Verdauungssekret (»Bauchspeichel«) aus der Bauchspeicheldrüse (»Pankreas«) dem Speisebrei beigemengt. Alkohol führt sehr häufig zu einer chronischen Entzündung der Bauchspeicheldrüse. Typisch dafür sind Verdauungsbeschwerden, Völlegefühl und Schmerzen im mittleren Bauchbereich. Bauchspeicheldrüsenentzündungen können sich mit milder Symptomatik über Jahre hinziehen, können aber auch akut entgleisen (»akute Pankreatitis«) und dann zu lebensbedrohlichen Komplikationen führen. Wird im Rahmen einer akuten Pankreatitis Verdauungssekret in die Bauchhöhle freigesetzt, kommt es zu einer Bauchfellentzündung (»Peritonitis«) mit massiver Abwehrspannung der Bauchdecke, die sofort operiert werden muss, damit der Patient überlebt.

DIABETES Da die Bauchspeicheldrüse nicht nur für die Verdauung, sondern auch für die Insulinproduktion zuständig ist, führen schwere Schädigungen neben Verdauungsbeschwerden immer wieder zu einem insulinpflichtigen Diabetes mellitus (Zuckererkrankung). Alkoholkranke Menschen mit insulinpflichtigem Diabetes stellen für das Versorgungssystem oft eine besondere Herausforderung dar, weil eine sorgsame Selbstfürsorge mit geordneten Mahlzeiten und angepasster Insulingabe für sie überlebenswichtig ist. In Trinkphasen gelingt das vielen Suchtpatienten nicht mehr.

Wenn die Betroffenen dann Kohlehydrate zu sich nehmen, ohne ausreichend Insulin zu spritzen, steigt der Blutzuckerspiegel auf Werte zwischen 200 und 500 mg/dl. Außer durch stark erhöhten Harnfluss ist das klinisch oft schwer erkennbar, führt aber mittelfristig zu erheblichen

Folgeschäden mit peripheren Nervenschädigungen (»diabetische Polyneuropathie«), Sehschäden (»diabetische Retinopathie«) sowie Durchblutungsstörungen mit Wundheilungsstörungen (»diabetischer Fuß« u.Ä.). Im Extremfall kann es bei noch höheren Blutzuckerwerten auch zu einem Koma mit Bewusstlosigkeit kommen, das sofort intensivmedizinisch behandelt werden muss.

Da das Gehirn sich ausschließlich von Zucker ernährt, kann eine Unterzuckerung mit Werten deutlich unter 40 mg/dl ebenfalls zu Bewusstlosigkeit führen. Im Alltag geschieht das gelegentlich in alkoholisierten Zuständen außerhalb ausreichender Handlungskontrolle. Die sofortige Zufuhr von schnell verfügbaren Kohlehydraten – bei erhaltenem Bewusstsein am besten Traubenzucker, sonst intravenösen Glucose-Infusionen – führt hier zu rascher Besserung. Unbehandelte Unterzuckerungszustände können zu schweren, bleibenden Hirnschädigungen führen bis hin zum apallischen Syndrom (»Wachkoma«).

LEBERSCHÄDEN Benachbart dem Ausführungsgang der Bauchspeicheldrüse mündet der Gallengang aus der Leber in den Zwölffingerdarm. Die Leber gehört zu jenen Organen, die vom Alkohol am stärksten geschädigt werden, weil sie durch ihre Entgiftungsfunktion besonders stark mit dem Gift konfrontiert ist.

Die Leber beantwortet diese Aufgabenstellung zunächst mit einem erheblichen Aktivitätszuwachs, der in einem Ansteigen des Laborwertes Gamma-GT deutlich wird. Die Leber nimmt an Volumen zu und ist für den Untersucher jetzt deutlich auch unterhalb des Rippenbogens tastbar. Dieser als »Fettleber« bezeichnete Zustand ist reversibel. Im weiteren Verlauf kommt es zu zunehmenden Entzündungen in der Leber und zu Zelluntergängen, die nur noch durch Bindegewebe ersetzt werden, also nicht mehr durch funktionsfähiges Gewebe. Die Leberleistung nimmt auf diese Weise langsam, aber kontinuierlich ab. In der Blutuntersuchung erkennt man dies an den Blutwerten, die die Leberleistung repräsentieren, insbesondere an der Cholinesterase (ChE), an den Gerinnungswerten (Quick) und an der Eiweißelektrophorese. Diese Werte sind also bei verminderter Leberleistung nicht erhöht, sondern erniedrigt.

Durch den Untergang der Leberzellen werden vermehrt Enzyme in das Blut freigesetzt, die eigentlich in die Leberzelle gehören, die sogenannten Transaminasen GOT und GPT. Der Anstieg dieser beiden Werte signalisiert eine Leberschädigung und über kurz oder lang einen Umbau des Lebergewebes in narbiges Bindegewebe. Die Funktionseinschränkungen kann der Körper kompensieren, bis etwa 70 Prozent der Leber funktionsunfähig geworden sind, dann kommt es durch die Leberzirrhose zu ausgeprägten Folgewirkungen im gesamten Körper.

Die eingeschränkte Produktion von wichtigen Eiweißen (Proteinen) aus der Leber führt zu Gerinnungsstörungen sowie zu Austreten von Flüssigkeit aus dem Gefäßsystem in den Bauchraum (»Aszites«). Die bindegewebig umgebildete Leber hat sich narbig zusammengezogen, wird in diesem Prozess nun kleiner und liegt »wie ein Stein« im Bauch. Der Blutdurchfluss durch die Leber ist erheblich beeinträchtigt, sodass es zu einem Blutstau vor der Leber kommt (»Pfortaderhochdruck«) mit Entstehung von Umgehungskreisläufen in Form von Krampfadern um die Leber herum. Diese Krampfadern sind am bedrohlichsten in der Speiseröhre, wo sie als »Ösophagusvarizen« zu spontanen Blutungen führen können, die ohne ärztliche Notfallhilfe schwer zu stoppen sind und dann zum Tod durch Verbluten führen können.

Sinkt die Leberleistung, dann kommt es, insbesondere in Verbindung mit akuten Leberentzündungen, zu Einschränkungen beim Abbau des roten Blutfarbstoffs (Hämoglobin). Im Körper reichert sich dann das Abbauprodukt des roten Blutfarbstoffes, das gelbe Bilirubin, an und führt zu einer Gelbfärbung der Bindehäute und der Hautoberfläche (»Ikterus«). Im fortgeschrittenen Stadium wird das Ammoniak aus dem Eiweißstoffwechsel nicht mehr ausreichend abgebaut. Überhöhte Ammoniakspiegel führen dann zu Bewusstseinsstörungen und gemeinsam mit anderen Stoffwechselgiften aus der gestörten Leberfunktion zu schweren

Hirnschädigungen (»hepatische Enzephalopathie«). Die letzte Chance für diese Patienten läge in einer rechtzeitigen Lebertransplantation, die für suchtkranke Menschen nur bei stabiler Abstinenz überhaupt diskutabel ist, grundsätzlich aber verfügbar wäre.

BEISPIEL

Alkoholkranke Patienten mit vergrößerter Leber verstoffwechseln den Alkohol schneller. Pro Stunde können sie anstatt 0,15 Promille bis zu 0,3 Promille abbauen. In nüchternem Zustand führt die erhöhte Abbaurate der Leber dazu, dass auch andere Stoffe, die auf dem gleichen Weg wie der Alkohol abgebaut werden, verstärkt verstoffwechselt werden.

KREISLAUF UND HERZ Über den Körperkreislauf entfaltet der Alkohol überall seine toxischen Wirkungen. Im Knochenmark wird die Produktion von Blutbestandteilen beeinträchtigt. Die Anzahl der Blutplättchen (Thrombozyten) sinkt und beeinträchtigt die Blutgerinnung zusätzlich. Die roten Blutkörperchen werden übermäßig groß (MCV-Wert deutlich erhöht). Die weißen Blutkörperchen (Leukozyten) werden in ihrer Funktion beeinträchtigt, was zu einer erheblichen Schädigung der Immunabwehr beiträgt. Auch die Menge der roten Blutkörperchen (Erythrozyten) kann reduziert sein. Am Herzen kann der Herzmuskel geschädigt werden, was zu einer schwer zu behandelnden Kardiomyopathie mit erheblichen Einschränkungen der körperlichen Belastbarkeit führen kann.

Insbesondere während eines Alkoholentzugs kommt es zu einem Anstieg der Harnsäure und damit zur Gefahr der Auslösung von Gichtanfällen. Die Absenkung des Kaliumspiegels kann Herzrhythmusstörungen hervorrufen.

NERVENSYSTEM Von besonderer Bedeutung sind schließlich noch die Schädigungen des Nervensystems. Im Vordergrund stehen neben den erwähnten zentralnervösen Schäden im Frontalhirn und an den Mamillarkörpern die Schädigungen peripherer Nerven vor allem an den unteren

Extremitäten. Geschädigt werden dabei zunächst die dünnen Nervenfasern, die Informationen von den Füßen und Beinen an das Gehirn weiterleiten. Es kommt zunächst zu Kribbeln und Schmerzen in den Füßen, später zu erheblicher Abschwächung oder gar Aufhebung der Sensibilität der Füße und anschließend der Unterschenkel. Oft ist auch das Schmerz- und Lageempfinden der Füße geschädigt, was zu fehlender Wundversorgung und Störungen beim Laufen beiträgt. Insbesondere bei Dunkelheit wissen die Betroffenen dann nicht mehr, wo ihre Füße sind, weil sie sie nicht mehr spüren und orten können. Die Sturzgefahr steigt dann erheblich. Eine ausreichende Beleuchtung auch nachts ist dann besonders wichtig.

Im weiteren Verlauf kommt es zu Störungen jener motorischen Nerven, über die Informationen vom Gehirn an die Extremitäten weitergeleitet werden. Besonders betroffen sind in der Regel die Nerven für die Fußhebermuskulatur. Die betroffenen Personen können dann beim Laufen die Fußspitzen nicht mehr anheben, was zu dem für das Störungsbild charakteristischen »Storchengang« führt.

Schließlich wird bei einigen Patienten das Kleinhirn dauerhaft geschädigt. Ähnlich wie bei der akuten Alkoholvergiftung kommt es zu Koordinationsstörungen vor allem beim Laufen (»cerebellaere Ataxie«), beim Sprechen und bei Bewegungen der Hände.

Alkohol und der damit oft verbundene Lebensstil schädigen den menschlichen Körper auf Dauer in vielfältiger Weise (Schleimhäute, Magen, Darm, Leber, Hirn, Nerven, Herz). Eine qualifizierte, unter Umständen auch aufsuchende ärztliche Betreuung und Behandlung ist gerade für diese auch im medizinischen Hilfesystem stigmatisierte Personengruppe der Schwerstgeschädigten von herausragender Bedeutung. Psychiatrisch Tätige sollten sich auch hier als Anwalt ihrer Klienten und Klientinnen verstehen und ihren Beitrag dazu leisten, dass notwendige medizinische Maßnahmen tatsächlich durchgeführt werden.

Alkohol und Medikamente – Wechselwirkungen

Es gehört zum Allgemeinwissen der meisten Menschen mit Alkoholproblemen, dass sich Alkohol und Medikamente nicht vertragen. Daraus lässt sich leicht ableiten, dass Patienten nie gleichzeitig Alkohol und Medikamente zu sich nehmen sollten. Im Umgang mit alkoholkranken Patienten ergibt sich trotzdem eine Reihe von Situationen, die es sinnvoll erscheinen lassen, zu diesem Fragenkomplex mehr zu wissen, um Gefährdungspotenziale besser abschätzen zu können.

Alkohol wirkt im Gehirn an verschiedenen Empfängerstellen (»Rezeptoren«), von denen der dämpfende GABA-A-Rezeptor der bedeutsamste ist. Wenn diese Rezeptoren regelmäßig durch Alkohol stimuliert werden, werden sie adaptiv herunterreguliert, um wieder eine neue Balance herzustellen. Man muss dann mehr Alkohol zu sich nehmen, um die gleiche Wirkung zu erzielen. Man spricht in diesem Zusammenhang von »Toleranzentwicklung«. Manche Medikamente, zum Beispiel Benzodiazepine oder Clomethiazol (Distraneurin®), wirken weitgehend an denselben Rezeptoren. Deswegen besteht zwischen Alkohol und diesen Medikamenten eine »Kreuztoleranz«. Wer also alkoholtolerant ist, ist immer gleichzeitig auch benzodiazepintolerant, auch wenn er noch nie Kontakt zu Benzodiazepinen hatte. Wer an Alkohol gewöhnt ist, verträgt in der Regel auch höhere Dosierungen von Benzodiazepinen. > Toleranzentwicklung, Seiten 35, 42

WECHSELWIRKUNGEN Trotzdem muss man sehr vorsichtig sein, wenn jemand gleichzeitig Alkohol und Benzodiazepine oder andere sedierende Psychopharmaka wie Methadon zu sich genommen hat, weil sich die gefährlichen dämpfenden Effekte von Alkohol und Medikamenten addieren oder sogar potenzieren. Der Konsum hoher Alkoholmengen in Verbindung mit einer Methadonsubstitution ist wegen der sich summierenden dämpfenden Effekte gefährlich. Todesfälle bei Substituierten sind sehr oft das Ergebnis einer sogenannten Mischintoxikation mit verschiedenen dämpfenden Subtanzen (Methadon, Alkohol, Benzodiazepine).

Nimmt man aber eine dieser Substanzen allein zu sich, so ist die Wirkung einer definierten Dosis wegen der Toleranzentwicklung geringer als bei der gesunden Allgemeinbevölkerung. Die hier beschriebene Wirkung von Alkohol quasi als Pharmakon auf Gehirn und Körper bezeichnet man als »Pharmakodynamik«.

Im Gegensatz dazu beschäftigt sich die Pharmakokinetik mit der Verteilung und Verstoffwechselung von Pharmaka, hier Alkohol, im Körper. So wird Alkohol im Körper zu 95 Prozent in der Leber über Enzyme abgebaut. Wenn jemand über einen sehr langen Zeitraum Alkohol getrunken hat, kommt es bei einem Teil der alkoholabbauenden Enzyme (dem mikrosomalen ethanoloxidierenden System, MEOS) zu einer »Enzyminduktion«. Die Leber passt sich dem gestiegenen Bedarf an und erhöht ihre Abbaukapazitäten im Enzymsystem. Dadurch werden andere Stoffe, die auf dem gleichen Weg abgebaut werden, ebenfalls beschleunigt abgebaut. Viele Medikamente wie Narkosemittel oder Verhütungsmittel können deswegen bei alkoholkranken Menschen verstärkt abgebaut werden und dann vermindert wirksam sein. Man benötigt deswegen bei diesen Patientinnen und Patienten oft höhere Dosen dieser Medikamente, um eine Narkose, eine Empfängnisverhütung oder anderes zuverlässig herzustellen.

Im Spätstadium einer Alkoholabhängigkeit kommt es über den anhaltenden Untergang von Leberzellen und den Umbau in Narbengewebe zu einer Leberzirrhose. Die Leber ist dann vermindert leistungsfähig und baut Alkohol und viele Medikamente verlangsamt ab. In dieser Phase besteht leicht die Gefahr von Überdosierungen. Mit Medikamenten, aber auch mit der Alkoholzufuhr selbst muss man in dieser Situation sehr viel vorsichtiger sein. > Leberschädigungen, Seite 54

Die Verbindung von Alkohol und Psychopharmaka beinhaltet vor allem das Risiko einer übermäßigen Dämpfung bis hin zur Atemlähmung und muss unbedingt vermieden werden. Zudem werden durch Mischintoxikationen vor allem bei Menschen mit hirnorganischer Vorschädigung oder im Entzug leicht delirante Verwirrtheitszustände ausgelöst. Psychiatrisch Tätige müssen ihren Beitrag dazu leisten, dass die Medikamenteneinnahme gerade bei nicht stabil abstinenten Personen keine vermeidbaren Risiken provoziert.

DIABETES Allgemeinmedizinisch sind Medikamente gegen Diabetes besonders zu betrachten, weil sie in Verbindung mit Alkohol Unterzuckerungszustände begünstigen können. Mittel gegen Bluthochdruck können in Verbindung mit Alkohol eine starke Kreislaufdepression hervorrufen. Medikamente gegen Allergien und sogenannte Antihistaminika führen in Verbindung mit Alkohol oft zu sehr starker Müdigkeit. Schließlich verstärkt Alkohol die Nebenwirkungen der gängigen Schmerzmittel wie Acetylsalicylsäure, Ibuprofen und Paracetamol, sodass es vermehrt zu Magengeschwüren und -blutungen kommen kann.

Einige Situationen, bei denen in der Praxis dann doch auch für alkoholisierte Patienten über eine medikamentöse Behandlung nachgedacht werden sollte, werden hier noch vorgestellt:

HOHE ERREGTHEIT Wenn alkoholisierte Menschen stark erregt und aggressiv sind, sind sie für Gesprächsinterventionen nicht immer gut ansprechbar. Wenn in einer solchen Situation eine medikamentöse Sedierung erforderlich ist, bestehen umfangreiche Erfahrungen mit Haloperidol (2–10 mg oral oder intramuskulär). Haloperidol wird auch von deutlich alkoholisierten Patienten in der Regel gut vertragen und beruhigt die Betroffenen meist recht schnell.

ENTZUG Bei abfallendem Alkoholspiegel werden alkoholabhängige Menschen zwischen 1 und 2 Promille oft stark entzügig und drängen dann auf dämpfende Medikamente. In der Regel kann man im Alkoholentzug ab etwa 1,5 Promille Medikamente wie Diazepam (10 mg), Oxazepam (30 mg) oder Clomethiazol (10 ml) risikolos geben. Wenn Patienten sehr stark entzügig sind, kann die Gabe wegen der Kreuztoleranz unter ärztlicher Aufsicht auch schon etwas früher erfolgen. In allen anderen Fällen sollte im Zweifel mit der Medikamenteneinnahme gewartet werden, bis die betroffene Person nüchtern ist.

KRAMPFANFÄLLE Schließlich ist die Bedeutung von antiepileptisch wirksamen Medikamenten zur Prophylaxe von Entzugskrampfanfällen bedeutsam. Wenn Patienten schon einmal einen Entzugskrampfanfall hatten, muss im Entzug zwischen 0,5 und 1,5 Promille BAK (Blut-Alkohol-Konzentration) mit dem Wiederauftreten von erneuten Entzugskrampfanfällen gerechnet werden. Wenn man solchen Anfällen medikamentös vorbeugen will, muss die Medikation frühzeitig genug einsetzen. Diazepam und Clomethiazol sind nach der Einnahme sehr schnell im Körper wirksam, müssen dann aber frühzeitig genug im noch intoxikierten Zustand ab etwa 1,5 Promille gegeben werden. Andere Anfallsmedikamente wie Oxcarbazepin oder Valproat müssen erst über mindestens zwei Tage eindosiert werden, um einen Wirkspiegel zu erreichen. Sie können deswegen in der Ausnüchterungsphase so oder so noch nicht hilfreich sein.

Die biografische Dimension der Sucht

Frühe Erfahrungen und ihre Auswirkungen

Wer mit seelischen Problemlagen befasst ist und nach Lösungen sucht, wird immer daran interessiert sein, wie die aktuelle Lebenssituation eines Erkrankten entstanden ist. Das »Gewordensein« des aktuellen Zustandes vermittelt dem therapeutischen Zuhörer wie dem Erzählenden eine Vorstellung davon, in welchen Funktionszusammenhängen das problematische Handeln steht, wie lange es schon besteht, wodurch es aufrechterhalten wird und welche Spielräume existieren, um es zu verändern. Biografisches Arbeiten trägt dazu bei, Respekt vor dem anderen und seinem Verhalten zu entwickeln und jedes Individuum als unverwechselbares Ergebnis einer je besonderen Lebensgeschichte zu betrachten. Häufig wird erst so deutlich, auf welchem Weg Veränderungen denkbar wären, nicht selten erkennt man aber auch, warum eine Veränderung so schwierig oder scheinbar unmöglich ist.

BEISPIEL

Eine bald fünfzigjährige Frau ist unter sehr prekären Verhältnissen aufgewachsen. Der Vater hatte viel Alkohol getrunken, für den Lebensunterhalt blieb der Mutter und den fünf Geschwistern kaum Geld. Als Kind fühlte sich die Patientin von ihren Eltern nicht geliebt, der Vater schlug und demütigte sie. Als sie mit 17 Jahren einen zehn Jahre älteren Mann kennenlernte, nutzte sie die Gelegenheit, von zu Hause wegzukommen.

Schnell schon bekam sie drei eigene Kinder und kümmerte sich liebevoll um sie. Als ihr Mann eine andere Frau kennenlernte und die Patientin verließ, verzweifelte sie und nutzte erstmals Alkohol, um die furchtbaren Gefühle von Einsamkeit, Verlassensein und Demütigung zu beseitigen, die sich in ihrem Herzen (erneut) breitmachten. Im weiteren Verlauf wurde ihr wegen ihres Alkoholkonsums auch noch das Sorgerecht für die Kinder abgesprochen. So gesellten sich zu den beschriebenen unangenehmen Emotionen noch starke Schuldgefühle, die sie auch immer wieder an Suizid denken ließen. In ihren Trinkexzessen nahm sie den Tod billigend in Kauf, wachte dann aber doch immer wieder auf der Intensivstation auf, weil andere da gewesen waren, die sich Sorgen gemacht hatten und aufmerksam geblieben waren.

VERTRAUEN Die Tiefenpsychologie geht in der Nachfolge von Sigmund Freud davon aus, dass man bei suchtkranken Menschen in der frühen Lebensgeschichte regelmäßig Erfahrungen früher Vernachlässigung und Verunsicherung finden kann. Im psychoanalytischen Konzept erleben Säuglinge in der »oralen Phase« des ersten und beginnenden zweiten Lebensjahres ein symbiotisches Verhältnis zu ihrer Mutter, das ihnen die notwendige Sicherheit gibt. Die Sicherheit, bei Hunger und Durst an der Brust oder mit der Flasche genährt zu werden, befriedigt existenzielle Bedürfnisse, die für das Überleben wichtig sind. An der Mutterbrust erlebt das Kind Wärme, Geborgenheit und Sicherheit. > Bindungsbedürfnisse, Seiten 19, 45

Diese Erfahrungen sind Voraussetzung für die Ausbildung eines »Urvertrauens« in die primären Bezugspersonen und in die Umwelt. Sie vermitteln dem reifenden Menschen, dass man keine Angst haben muss, dass das Leben gut ausgehen wird, wenn man verunsichert ist, und dass man bekommt, was man braucht. Säuglinge, die die primäre Bezugsperson nicht sicher in ihrer Nähe wissen, die ihre Grundbedürfnisse nach Nahrung und vor allem Sicherheit und Aufmerksamkeit nicht ausreichend befriedigt erfahren, erleben sich als völlig hilflos und in ihrer hilflosen Situation tödlich bedroht. Wer mit dieser Erfahrung aufwächst, wird im Grunde seines Herzens ein ängstlicher Mensch bleiben, auch wenn er nach außen stark auftritt. Es fehlt an Vertrauen in andere Menschen, es gibt keine innere Sicherheit und die Erwartungen an die Zukunft sind skeptisch bis negativ.

Zudem entwickeln Menschen, die sich nicht geliebt sehen, auch kein Selbstwertgefühl. Für das weitere Leben hat das gravierende Auswirkungen, denn ein gesundes Selbstwertgefühl ist die Grundlage dafür, optimistisch das eigene Leben selbst in die Hand zu nehmen und auf die Unterstützung und Anerkennung anderer vertrauen zu können. Ohne ein solches Selbstwertgefühl stellen sich durch die erlebte Macht- und Hoffnungslosigkeit schnell depressive Gefühle ein. Wer diese unangenehmen, depressiven Gefühle abwehren will, ringt um die Anerkennung der anderen, indem er sich etwa selbst ständig in den Vordergrund spielt, um Anerkennung zu erhalten. Gleichzeitig sind viele dieser Personen sehr leicht kränkbar und können Kritik kaum aushalten, weil sie dem innerlich nichts entgegenzusetzen haben. Schnell kränkbare Menschen reagieren dann oft mit Gegenoffensiven, fordern heraus, kränken selbst die anderen oder werden sogar aggressiv. Psychiaterinnen und Psychologen sprechen hier von *narzisstischen* Störungen.

Alkohol kann in dieser Konstellation eine wichtige Funktion übernehmen, denn er beruhigt (zumindest am Anfang), vermittelt ein Gefühl der Wärme und der Entspannung, und Probleme, die zunächst kaum erträglich erschienen, lassen sich nun gelassener betrachten. Zudem ist Alkohol problemlos verfügbar und wirkt zügig. Wer diese Erfahrung einmal gemacht hat, fühlt sich schnell ermutigt, den Umgang mit den Problemen beim nächsten Mal auch wieder so »zu lösen«.

FRUSTRATIONSTOLERANZ Wer unter diesen Voraussetzungen lernen wollte, ohne Alkohol zu leben, müsste lernen, die beschriebenen unangenehmen Affekte für eine bestimmte Zeit zu ertragen, ohne sie mit Alkohol zu überdecken. Dazu gehört eine gewisse »Frustrationstoleranz«, also die Fähigkeit, unangenehme Gefühle wie Scham, Schuld, Schmerz etc. auszuhalten. Frustrationsintoleranz gilt als eine Eigenschaft, die bei suchtkranken Menschen besonders häufig anzutreffen ist. Sie können unangenehme Affekte schlecht aushalten, können schlecht warten und drängen auf kurzfristige Lösungen.

Tiefenpsychologen sehen in den beschriebenen Problemfeldern den Ausdruck eines Reifungsdefizits. Viele Fähigkeiten, die das Kind im frühesten Lebensalter hätte lernen müssen, hat es nicht gelernt und ist so in bestimmten Verhaltensmustern auf der Ebene eines Kindes stecken geblieben. Das späte Dazulernen gelingt aber nur in einem Nachreifungsprozess, in dem viele Konstellationen aus früheren Lebensphasen quasi nachgestellt werden müssen. So erleben Menschen mit solchen defizitären Lebensgeschichten andere Menschen in ihrem Umfeld wie ihre Mutter oder wie ihren Vater. Die Tiefenpsychologen sprechen von »Übertragungsphänomenen«.

Umgekehrt kann es einem als Helfer so gehen, dass man in seinem Klienten sein jüngeres Geschwister, einen Elternteil oder eines seiner eigenen Kinder wiederzuerkennen glaubt und dann in eine entsprechende Rolle »rutscht«. Wenn man dann seine Klienten so behandelt, als wären es die eigenen Kinder oder die eigenen Eltern, sprechen die Tiefenpsychologen von »Gegenübertragung«. In der Arbeit mit Menschen mit Alkoholproblemen kann man die Phänomene von Übertragung und Gegenübertragung regelmäßig beobachten.

BEISPIEL

Ein 27-jähriger Mann lebt in einer Einrichtung der Wohnungslosenhilfe. Er ist in schwierigen Familienverhältnissen groß geworden. Der alkoholkranke Vater hat die Familie früh verlassen; die alleinerziehende Mutter war mit den vier Kindern völlig überfordert. Sie konnte sich nicht viel um sie kümmern, sodass sie weder viel Zuneigung erfahren haben noch Grenzen gezeigt bekamen.

In der Einrichtung verstößt der junge Mann regelmäßig gegen bestehende Regeln, trinkt vor der Eingangstür und raucht im Zimmer. Er hält sich an keine Absprachen, fordert aber regelmäßig Unterstützung und Anerkennung ein, zum Beispiel bei Auseinandersetzungen mit der Justiz wegen verschiedener Delikte unter Alkoholeinfluss. Die Sozialarbeiterin in der Einrichtung kann ihn eigentlich gut leiden, weil er auch ganz schelmische und lustige Seiten hat, manchmal sogar sehr charmant sein kann. Auch erinnert er sie ein wenig an ihren jüngsten Sohn, der ganz ähnlich »gestrickt« ist. Deswegen lässt sie manches durchgehen, was sie bei anderen nicht dulden würde, kümmert sich um seine Behördensachen, auch wenn er selbst sich gar nicht kümmert, und schlichtet in den Konflikten mit Kollegen, die ihn gerne etwas schärfer »rannehmen« würden.

Man erkennt an dem Fallbeispiel schnell, dass der Patient Verhaltensmuster weiterführt, die ihn schon im Kindes- und Jugendalter geprägt haben. Mit »seiner« Sozialarbeiterin geht er vermutlich so um, wie er auch mit seiner Mutter umgegangen ist (»Übertragung«). Interessanterweise verhält sich aber auch die Sozialarbeiterin ganz ähnlich, wie sich früher schon die Mutter verhalten hat (»Gegenübertragung«). Dabei bedient sie einerseits die mütterliche Rollenerwartung ihres Klienten, andererseits wird sie beeinflusst durch eigene wichtige Beziehungserfahrungen. In dieser Konstellation bleibt alles, wie es war. Veränderungen des Patienten werden immer unwahrscheinlicher, weil die Sozialarbeiterin sein Muster unterschwellig bestärkt.

Nachreifung würde gelingen, wenn die Sozialarbeiterin in dieser Situation ihre Wertschätzung für den Bewohner beibehält, ihn gleichzeitig aber nach und nach daran gewöhnt, dass er sich auch zunehmenden Anforderungen stellen, (Mit-)Verantwortung übernehmen und Grenzen anerkennen kann. Das wäre der Weg für ihn, tatsächlich »erwachsen« zu werden.

Die Übertragungen des Klienten und die eigenen Gegenübertragungsphänomene zu erkennen und zu reflektieren kann im Alltag schwierig sein. Trotzdem sollte man als Professioneller in der Arbeit mit Menschen mit Alkoholproblemen diese Problematik immer im Blick behalten. Das gilt vor allem dann, wenn man merkt, dass sich bestimmte Konfliktmuster mit den Klienten wiederholen, wenn man immer wieder an die gleichen Klienten»typen« gerät oder wenn man von außen Rückmeldungen erhält, dass man durch zu nahes oder zu reglementierendes Verhalten die Distanz verliert.

Funktionierende Teams nicht nur in der Suchthilfe sind jene, in denen sich alle Mitglieder offen wertschätzende wie auch kritische Rückmeldungen geben dürfen, Fallgespräche und Supervision wichtige Instrumente sind sowie Phänomene von Übertragung und Gegenübertragung in der Arbeit mit alkoholkranken Patienten nicht aus dem Blick verloren werden.

Wenn psychiatrisch Tätige das Gefühl haben, dass sich bei einem Klienten nichts zum Positiven bewegt, sollten sie sich auch ihren eigenen Umgang mit ihm selbstkritisch ansehen.

Das Bedingungsgefüge süchtigen Verhaltens

Im Alltag vieler Professioneller des psychosozialen Hilfesystems erfolgt der Zugang zu den Alkoholproblemen der Klientinnen und Klienten pragmatisch und nicht explizit psychotherapeutisch. Viele von ihnen halten es für hilfreich, aber nicht für zwingend, die ganze Lebensgeschichte eines Menschen zu verstehen, um zu begreifen, warum jemand im Übermaß Alkohol trinkt. Ihnen reicht es aus, einzelne Trinksituationen zu analysieren, um situative Auslöser (Trigger) und aufrechterhaltende Bedingungen des Konsums (Konsequenzen, Funktionen) nachzuvollziehen. Handlungsansätze ergeben sich dann aus umschriebenen Problemen und klar definierten Zielsetzungen. Kraft und Energie für die Veränderung werden über Ressourcenaktivierung des Klienten und Vernetzung im Umfeld der Betroffenen erreicht.

BEISPIEL

Ein langjährig suchtkranker alleinstehender Patient ist seit vielen Jahren auf der Entgiftungsstation einer psychiatrischen Versorgungsklinik bekannt. Den Mitarbeitern fällt auf, dass es sowohl Phasen gibt, in denen er immer innerhalb von zwei Wochen nach der Entlassung in desolater Verfassung wieder aufgenommen werden muss, als auch welche, in denen er oft über Monate gar nicht erscheint. Eine Längsschnittanalyse zeigt, dass er immer dann »trocken« bleibt, wenn er in einer Beschäftigungsmaßnahme oder aber inhaftiert ist. Sitzt er zu Hause in seiner Wohnung in einem Wohnblock am Rande der Stadt, ohne Beschäftigung zu haben, versumpft er innerhalb von maximal zwei Tagen wieder im Trinken. Seitdem er in einer Werkstatt für behinderte Menschen arbeitet und das Beschäftigungsverhältnis unbefristet ist, bleibt der Patient dauerhaft abstinent – bis auf den Monat August, seine Urlaubszeit.

In Einrichtungen für Menschen mit Alkoholproblemen, die kein psychotherapeutisches Setting mit wöchentlichen Einzelgesprächen von fünfzig Minuten zulassen, orientieren sich die Mitarbeitenden häufig stärker an verhaltenstherapeutischen und lösungsorientierten Therapiemodellen. Dabei werden Auslöser des Trinkverhaltens analysiert und die Konsequenzen unterschiedlicher Verhaltensoptionen betrachtet. Gelernte Trigger lösen in bestimmten Situationen beim Alkoholklienten Suchtdruck aus und führen dadurch oft zum Rückfall (im Beispiel wäre das das Aushalten von Einsamkeits- und Verlassenheitsgefühlen). Die Konsequenzen bestimmen, ob die betreffende Person dieses Verhalten wiederholt. Im Beispielfall beseitigt der Alkohol nicht nur die depressiv-ängstlich gefärbten unangenehmen Gefühle der Einsamkeit, er führt sogar dazu, dass der Klient ins Krankenhaus gebracht wird, wo er Gesellschaft hat und wo man sich um ihn kümmert.

Sucht man eine Lösung für solche Probleme, sieht man am besten nach jenen Zeiten, in denen die betroffene Person das Problemverhalten *nicht* gezeigt (Ressourcenorientierung), also nicht getrunken hat. Im vorliegenden Fall ist evident, dass sich das Verhalten sofort ändert, wenn es eine sinnstiftende Beschäftigung gibt. Ganz so schnell und einfach wie im Fallbeispiel geht es allerdings selten, weil die diffizilen Feinheiten des Problems noch einmal viel Extraarbeit erfordern: Man muss den richtigen Arbeitsplatz finden, die Voraussetzungen für die Kostensicherung müssen geschaffen werden, Wochenenden, Krankheitszeiten und Urlaube müssen geregelt werden. Wer als Helfender von der guten Idee überzeugt ist, sollte erst lockerlassen, wenn das Ziel erreicht ist. Die tiefer reichenden psychischen Gründe der Betroffenen sind dadurch in der Regel zwar nicht reflektiert, das schließt aber nicht aus, dass selbst durch ein solches pragmatisches Vorgehen wichtige seelische Funktionen wie Selbstwertgefühl, Selbstwirksamkeitserwartung und Übernahme von Eigenverantwortung erheblich und dauerhaft gefördert werden. Wenn allerdings psychodynamische Prozesse wirksam werden, die eine Besserung blockieren und aus dem Kontext nicht verstehbar sind, müssen biografische Lernerfahrungen einbezogen werden, um diese Hürden zu verstehen und bestenfalls ausräumen zu können.

BEISPIEL

Ein alkoholkranker, als Tischler gut ausgebildeter Patient ist mehrfach vom Jobcenter in Maßnahmen vermittelt worden und hat diese jeweils mit Bravour bewältigt. Immer wenn er dann auf den ersten Arbeitsmarkt vermittelt werden sollte, ist er kurz vor Antritt seiner Arbeitsstelle rückfällig geworden. Ein Rückblick in seine Biografie zeigt, dass sein Vater, ebenfalls Tischler, ihm als Jugendlichen stets sich selbst als angeblich leuchtendes Beispiel für Leistungsbereitschaft vor Augen gehalten, ihn aber auf Dauer trotz seiner guten Leistungen immer als »Versager« entwertet hat. So bringt er auch als Erwachsener seine Talente engagiert ein, traut sich aber den eigenen

Erfolg gar nicht zu und schert kurz vor den entscheidenden Bewährungsproben aus, um sich die aus der Vorerfahrung mit dem Vater befürchteten Demütigungen zu ersparen.

Gerade wenn Patienten mit Alkoholproblemen zu Zeitpunkten, an denen es eigentlich besser werden könnte, den Stabilisierungsprozess selbst sabotieren, indem sie sich »therapieschädigend« verhalten, muss man sich fragen, welche Erlebnisse und Lernerfahrungen aus der Lebensgeschichte dabei im Weg stehen. Fragen um Schuld und Scham spielen dabei in der Regel eine herausragende Rolle.

Der Suchtkranke als Symptomträger eines gestörten Systems

Übermäßiger Alkoholkonsum betrifft nie nur die trinkende Person allein. Die sozialen Umgebungsfaktoren haben einen gewaltigen Einfluss auf die betroffenen Menschen.

Insofern liegt es nahe, Suchtbehandlung nicht nur individuumsbezogen zu verstehen, sondern als Behandlung eines ganzen Systems. Umfangreiche Erfahrungen bestehen hier insbesondere mit der systemischen oder verhaltenstherapeutischen Paar- und Familientherapie. Am besten etabliert sind diese Verfahren im deutschsprachigen Raum bei der Behandlung von Jugendlichen mit Substanzproblemen. Solche Ansätze lassen sich aber auf alle Altersgruppen beziehen.

BEISPIEL

Ein 65-jähriger Mann wurde zwei Jahre vor Erreichen der Altersgrenze berentet, weil er einen leichten Schlaganfall gehabt hatte. Seitdem ist er zu Hause bei seiner Frau, die sich den ganzen Tag um ihn kümmert und sich große Sorgen macht, dass ihm noch einmal so etwas passieren könnte. Er selbst hat kurze Zeit nach seiner Pensionierung das Trinken angefangen, und zwar erst heimlich, aber dann, als seine Frau es bemerkte, zunehmend öffentlicher, manchmal auch ungebremst bei Verwandtschaftsbesuchen. Die Ehefrau ist erschüttert über das Verhalten ihres Mannes und macht ihm große Vorwürfe, die er schweigend erträgt. Die beiden erwachsenen Söhne, die mit ihren Familien ebenfalls in der Region wohnen, kommen immer seltener zu Besuch, weil sie die Atmosphäre zu Hause zwischen den Eltern kaum noch ertragen können. Wenn der ältere Herr im Krankenhaus zur Entgiftung ist, kümmert er sich um die Stationsküche, liest aber auch viel und ist angeregt mit den Mitpatienten im Kontakt.

Es kommt nicht selten vor, dass eine Umgebung das (Konsum-)Verhalten eines Patienten völlig verändert. Nicht nur an diesen Stellen lohnt sich die Frage, welche Funktion, welchen Sinn das Trinkverhalten im System hat. Die systemischen Familientherapeuten gehen so weit, die »Indexperson« (hier der Alkohol trinkende ältere Herr) lediglich als »Symptomträger« eines gestörten Systems, etwa der Familie, zu betrachten. Würde man durch geschicktes Fragen in einem Familiengespräch dazu kommen, offen Auskünfte über die Dynamik zwischen den Familienmitgliedern zu erhalten, so würde man vielleicht feststellen, dass die Ehefrau ein ganzes Berufsleben lang darauf gewartet hat, dass ihr Mann endlich mehr Zeit für sie hat, um dann viel zusammen unternehmen zu können. Der Mann selbst hat aber eher gedacht, nach dem Schlaganfall und der Frühberentung begönne für ihn eine ruhige und entspannte Zeit, in der ihn niemand mehr mit Anforderungen und Erwartungen konfrontiert. Die Kinder wiederum haben das alles lange kommen sehen, haben ihre Eltern aber immer als unbelehrbar erlebt und halten sich deswegen auch jetzt aus dem Konflikt heraus.

FAMILIENGESPRÄCHE Um solche Konstellationen zu klären, kann man die ganze Familie zu einem gemeinsamen Gespräch einladen, um mitzuhelfen, unausgesprochene Konflikte besprechbar zu machen und einer Lösung zuzuführen. Familientherapeuten tun das oft durch das »zirkuläre Fragen«. Sie fragen einzelne Familienmitglieder, was jemand anderes aus der Familie zum problematischen Thema denken könnte. So werden schwierige Inhalte angesprochen, ohne dass die Personen über sich selbst sprechen müssen. Erfahrene Familientherapeuten bieten dann Deutungen und Vorschläge an, mit denen sich die Familienmitglieder im Intervall zwischen den Gesprächssitzungen auseinandersetzen, um zu neuen Sichtweisen zu kommen (»strategische Familientherapie«). Sehr häufig geht es vorrangig darum, zwischen den verschiedenen Beteiligten fair die Interessen auszuhandeln. In diesen Situationen kommt es auf die »Allparteilichkeit« des Behandlers an. Er muss als Integrationsfigur dafür sorgen, dass sich alle Beteiligten ausreichend vertreten und verstanden fühlen.

Im Beispiel könnte eine systemische Intervention darin bestehen, sich als Therapeut bei der Frau dafür zu bedanken, dass sie sich über Jahre für ihren Mann aufgeopfert hat, und ihr zu raten, sich gegebenenfalls etwa einen Tanzpartner zu suchen, mit dem sie unternehmen kann, was ihr Spaß macht, während ihr Mann zu Hause sitzt und Zeitung liest. Die Frau würde sich respektiert fühlen und aus der Fixierung auf ihren Ehemann herauskommen, der Indexpatient hätte die Möglichkeit, sich noch einmal frei zu entscheiden, ob er seine agile Frau doch ganz »für sich« haben will, ihr dazu aber etwas mehr entgegenkommen muss, oder ob er sich damit arrangieren kann, dass es noch einen zweiten Mann gibt, mit dem sie ihren Lebensdurst stillen kann.

Etwas mühsamer würden Verhandlungen, in denen miteinander besprochen wird, welche Rückzugsräume die Ehefrau dem Mann lässt und was er bereit ist, als Begleiter mitzumachen, ohne sich über gesteigerten Alkoholkonsum zu absentieren. Für den Besuch der Kinder könnten Kommunikationsregeln ausgehandelt werden, die an Besuchstagen bestimmte Themen vorsehen oder zeitlich begrenzen, während andere Themen, die das Gespräch positiv inspirieren, über die Kinder gezielt in den Vordergrund gerückt werden.

Menschen mit Alkoholproblemen unter historischer Perspektive

Um Veränderungen für den Betroffenen zu bewirken, reicht es nicht aus, den Menschen mit seiner Alkoholproblematik allein aus dessen subjektiver Perspektive zu betrachten. Der Konsum von Alkohol ist seit jeher sehr eng mit den gesellschaftlichen Umständen verbunden gewesen, in denen die Konsumenten leben. Diese den Umgang mit Alkohol beeinflussenden Umstände haben sich im Laufe der Jahrzehnte stark verändert. Insofern ist es sehr wichtig, auch die aktuellen Haltungen und Reaktionen der Gesellschaft auf Menschen mit (starkem) Alkoholkonsum als Ausdruck des jeweiligen Zeitgeistes und damit als etwas sehr Unbeständiges und Veränderbares zu betrachten. Gleichzeitig ist es wichtig, Inhalt und Bedeutung dieser zeitgebundenen gesellschaftlichen Haltungen und Wertungen in ihrem Gewordensein gut zu verstehen und reflektiert damit umzugehen.

Alkohol entsteht in der Natur durch Gärungsprozesse. Er ist also vom Ursprung her ein Naturprodukt und dem Menschen schon lange bekannt. Es gibt sogar Schilderungen über Tiere, die sich an gegorenen Früchten berauschen. In der modernen Belletristik ist eines der anschaulichsten Beispiele Astrid Lindgrens *Michel aus Lönneberga,* der – natürlich unbeabsichtigt – die Hühner des elterlichen Hofes mit gegorenen Kirschen berauscht.

MITTELALTER Natürliche Gärung funktioniert aber nur bis etwa 18 Prozent Alkoholgehalt. Solange es keine technischen Hilfsmittel gab, war das die Obergrenze. Bier und Wein waren zunächst vorrangig gut haltbare Lebens-, erst in zweiter Linie Rauschmittel. Solange der Gebrauch von Alkohol an Mahlzeiten, Feste und Rituale gebunden blieb oder durch das Wort des Arztes als »aqua vitae« (Wasser des Lebens) sorgsam dosiert wurde, gab es keine Probleme, zumal insbesondere für die allgemeine Bevölkerung die Verfügbarkeit viel geringer war als in moderner Zeit. Probleme entstanden im Mittelalter vor allem durch den übermäßigen Konsum, der dann insbesondere von der Kirche als Laster und als Sünde angeprangert wurde. Niemand wäre damals auf den Gedanken gekommen, übermäßigen Alkoholkonsum als »Krankheit« zu betrachten. Der tagtägliche Bier- und Weinkonsum im Mittelalter war enorm, und zwar auch schon bei Kindern, da er zur Nahrung gehörte. Allerdings war das Bier noch ausschließlich obergärig und hatte deshalb einen geringeren Alkoholgehalt.

Im späten Mittelalter lernten die Europäer von den Arabern die Technik der Alkoholdestillation. Seitdem ist man auch hierzulande durch technische Hilfsmittel in der Lage, hochprozentigen Alkohol herzustellen. In der frühen Neuzeit wurde Alkohol dadurch zu einer Art Seuche. In England gab es im 17. Jahrhundert eine »Ginepidemie«, später in Deutschland die »Branntweinpest«. Übermäßiger Alkoholkonsum wurde zum gesellschaftlichen Problem.

Dabei wurde das beobachtete Alkoholproblem als ein Gruppenphänomen betrachtet. Erst in der Renaissance beschäftigte man sich mit der Frage, wie sich Alkohol auf das persönliche Handeln des Einzelnen auswirkt. Im »Zeitalter der Vernunft« galt Alkohol als eine Substanz, die den Menschen den Verstand raubt und sie zu unverantwortlichem Handeln verleitet. Die aufkommenden Naturwissenschaften befassten sich mit Alkohol als chemischer Substanz und ihren Auswirkungen auf den menschlichen Körper. Erst in dieser Zeit, als im Zuge der Französischen Revolution jedem Individuum mehr Rechte auf Selbstbestimmung zugesprochen wurden, beschäftigte man sich mit der Frage, in welcher Weise fortgesetzter, hochdosierter Alkoholkonsum Menschen daran hindert, diese Rechte auf Selbstbestimmung für sich wahrzunehmen.

19. JAHRHUNDERT Die Fokussierung auf das Individuum und die Verwissenschaftlichung der Gesellschaft führten um 1800 dazu, dass Autoren wie Bernhard Rush (USA), Christoph Wilhelm Hufeland (Deutschland) und Carl von Brühl-Cramer (Russland) die »Trunksucht« als Krankheit konzeptualisierten. Übermäßiger Alkoholkonsum war in dieser Vorstellung kein moralisch-ethisches Problem mehr, sondern ein gesundheitliches.

Gesellschaftlich bestimmend war aber im 19. Jahrhundert die von den Kirchen getragene Mäßigkeitsbewegung, die sich seit den 1830er-Jahren von Irland aus über ganz Europa verbreitete. Die »Temperenzler« organisierten sich in christlichen Vereinen und engagierten sich für die völlige Enthaltsamkeit vom Alkohol. Sie verfolgten dabei zum einen gesundheitspolitische Ziele, sahen in ihrem Tun aber zum anderen auch eine sozialreformerische Aufgabe, um sich gerade im Hinblick auf die einfachen Leute für deren stärkere Tugendhaftigkeit einzusetzen, die sie für die eigentliche Ursache von Armut und Elend ansahen. Die Temperenzvereine zeichneten sich durch ein hohes Sendungsbewusstsein gegenüber der Arbeiter- und Bauernschaft aus.

Nach der Gründung des »Deutschen Vereins gegen den Missbrauch geistiger Getränke« 1883 spaltete sich die Bewegung in zwei Richtungen, die bis heute bedeutsam geblieben sind: Die Abstinenzvereine wie das 1877 gegründete protestantische Blaue Kreuz sowie der 1896 gegründete katholische Kreuzbund und der wenig später gegründete Guttemplerorden verurteilten jeglichen Genuss alkoholischer Getränke, weil sie schon im ersten Glas den Keim des Unglücks sahen. Im Gegensatz dazu hielten die Temperenzler die Abstinenzvereine für Fanatiker. Sie propagierten einen mäßigen kontrollierten Umgang mit Alkohol, der sich auf die Vermeidung von Exzessen und schwerer Folgeschäden fokussierte, ähnlich wie jetzt beispielsweise in Österreich, wo das Anton-Proksch-Institut in Wien solche Positionen vertritt (www.api.or.at).

Es gibt eine lange Tradition, Beeinträchtigungen durch Alkohol vorrangig als ein moralisch-ethisches Problem anzusehen. Fragen von Scham und Schuld sind auch deswegen bis in unsere Zeit bei jedem und jeder

Alkoholkranken von herausragender Bedeutung und sollten therapeutisch angesprochen werden.

20. JAHRHUNDERT Gegen Ende des 19. Jahrhunderts wurde »Trunksucht« mehr und mehr auch als eine soziale Krankheit angesehen. Der Alkohol ermöglichte es den Fabrikarbeitern, sich das harte Leben in der Fabrik und in den beengten Behausungen erträglich zu machen. Dem sozialkritischen Modell des »Elendsalkoholismus« wurde das Konzept der Trunksucht als »Krankheit des Willens« gegenübergestellt, in dem der Trunksüchtige als minderwertiger Mensch mit schlechten genetischen Anlagen betrachtet wurde.

Schon lange vor dem Nationalsozialismus verbreitete sich die von Augustin Morel 1857 formulierte Idee von der alkoholischen Degeneration. Auguste Forel – Arzt, Sozialreformer und Gründer der Guttempler in der Schweiz – stellte 1905 die Hypothese auf, dass Alkoholkranke regelmäßig körperlich und seelisch »minderwertigen« Nachwuchs erzeugten. Schon in der Weimarer Republik wurden Gesetzentwürfe eingereicht, die die Sterilisation Alkoholkranker aus »rassenhygienischen« Gründen legalisieren sollten. Nach der Machtübernahme durch die NSDAP 1933 wurde noch im selben Jahr das »Gesetz zur Verhütung erbkranken Nachwuchses« verabschiedet, das 1934 in Kraft trat. Danach konnten Alkoholkranke legal sterilisiert werden.

Im »Gesetz zum Schutze der Erbgesundheit des deutschen Volkes« vom 18. Oktober 1935 wurde ein Eheverbot von Gesunden und Erbkranken festgeschrieben, das die Alkoholkranken einschloss. Im Zweifel gab der Standesbeamte ein Ehetauglichkeitsgutachten beim Gesundheitsamt in Auftrag. Viele chronisch Suchtkranke wurden auch in Konzentrationslager deportiert, wo sie den »Asozialen« zugeordnet wurden und einen »schwarzen Winkel« tragen mussten.

Viele alkoholkranke Menschen sind nicht nur in Deutschland und nicht nur im Nationalsozialismus als minderwertig oder sogar »lebensunwert« eingestuft worden. Respekt auch vor chronisch suchtkranken Menschen

ist daher die bedeutendste Grundlage professioneller Arbeit mit Suchtkranken im Auftrag der Allgemeinheit.

Die »Trinkerfürsorgeeinrichtungen«, die in der Weimarer Zeit bestanden hatten, waren in nationalsozialistischer Zeit weitgehend untergegangen und mussten nach dem Zweiten Weltkrieg neu errichtet werden. Hauptinitiatoren waren die Kirchen und die Kommunen, die neue Beratungsstellen und Fürsorgestellen für die Suchtkranken einrichteten. Für entmündigte Alkoholkranke ohne Aussicht auf Besserung wurden wieder Asylierungsabteilungen eingerichtet, in denen die Betroffenen geschlossen untergebracht wurden. Für die Alkoholkranken mit Aussicht auf Besserung wurden in der Tradition der Trinkerheilanstalten aus der Vorkriegszeit Entwöhnungseinrichtungen gegründet, die zunächst öffentlich finanziert wurden und ab 1968 über ein richtungsweisendes Urteil des Bundessozialgerichts (BSG) von den Rentenversicherern übernommen wurden.

In diesem BSG-Urteil wurde die Sucht in Deutschland höchstrichterlich als Krankheit anerkannt. Für die deutsche Suchtkrankenversorgung bedeutete das eine tiefe Zäsur, weil nun auch die Finanzierung von Suchtbehandlungen geregelt wurde. In der »Empfehlungsvereinbarung« aus dem Jahr 1978 wurde verabredet, dass die gesetzlichen Krankenkassen die Kosten für die Entgiftungsbehandlungen übernehmen, während die Entwöhnungsbehandlungen von den Rentenversicherern übernommen werden sollten. Dabei erschien eine Aufnahme zum Alkoholentzug nur indiziert, wenn im Anschluss eine Entwöhnungsbehandlung geplant war. Der »Königsweg« sollte dann über eine von einer Suchtberatungsstelle eingeleitete Entgiftung und Entwöhnung über die Nachsorge durch die Selbsthilfegruppen zu lebenslanger Abstinenz verhelfen.

Die Anerkennung der »Trunksucht« als Krankheit durch das Bundessozialgericht 1968 ist ein gewaltiger Fortschritt für die deutsche Suchtkrankenversorgung gewesen, weil sie die Alkoholkrankheit anderen Erkrankungen gleichgestellt und solide Refinanzierungsgrundlagen für die Suchtarbeit geschaffen hat.

Ende der Achtzigerjahre wurde zunehmend deutlich, dass mit diesem stark abstinenzorientierten Modell allenfalls 5 Prozent aller Alkoholkranken erreicht werden konnten. Nachdem die psychiatrischen Kliniken mit Pflichtversorgungsauftrag zunehmend auch Verantwortung für die Suchtkranken ihrer Region übernahmen, drängten Vertreter der Public-Health-Bewegung verstärkt darauf, auch die »vergessene Mehrheit« (Wienberg 1994) bislang unbehandelter Alkoholkranker in den Blick zu nehmen. Sie waren bis dahin an den Motivationsprüfungen des abstinenzorientierten Suchthilfesystems gescheitert.

Wollte man aber auch die vom Hilfesystem noch unerreichten Klientengruppen in der Wohnungslosenhilfe, in den Gefängnissen, unter Langzeitarbeitslosen und in der Krankenversorgung von Krankenhäusern und Hausärzten erreichen, musste man niederschwelliger arbeiten und Motivationsarbeit als Bestandteil der eigenen Professionalität begreifen. Zudem wurden in der Drogenhilfe über Spritzenvergabe und Ersatzstofftherapie mit Methadon Hilfekonzepte eingeführt, die in der Behandlung von Alkoholkranken bis zu diesem Zeitpunkt undenkbar gewesen waren. Die abstinenzorientierte traditionelle Suchtkrankenhilfe in den Beratungsstellen, Selbsthilfegruppen und Entwöhnungskliniken lieferten sich in den Neunzigerjahren erbitterte Gefechte mit der Versorgungspsychiatrie und der Drogenhilfe um die Deutungshoheit der Grundlagen professioneller Suchtkrankenbehandlung.

21. JAHRHUNDERT Inzwischen ist es gelungen, alle Bestandteile des Suchthilfesystems als komplementäre Bausteine einer umfassenden regionalen Suchtkrankenversorgung zu begreifen. Viele Beratungsstellen behandeln nun Alkohol- und Drogenabhängige unter einem Dach. Die Kliniken und Abteilungen psychiatrischer Pflichtversorgung arbeiten mit allen Netzwerkbeteiligten gleichermaßen kooperativ zusammen. Alle Suchthilfeangebote werden – inklusive der Angebote medizinischer Rehabilitation – ambulant, ganztägig-ambulant und oft auch vollstationär in der Region angeboten. Nachdem die Zeiten ideologischer Grabenkämpfe weitgehend vorüber sind, geht es bei knapper werdender Ressourcen und bei hohen Rentabilitätserwartungen in Gesundheitskonzernen nun darum, die vielfältigen regionalen Hilfen für Suchtkranke so miteinander zu vernetzen, dass sie alle entstehenden Bedarfe von Suchtkranken und ihren Familien adäquat abdecken können.

Historisch wurden Alkoholerkrankungen als Ausdruck eines »sündigen« Lebensstils, als degenerative Veranlagung, als Willensschwäche und als Indikator von Armut und Verwahrlosung angesehen. Vorurteile gegenüber Alkoholkranken können hierin ihren Ursprung haben und werden besser verstanden, wenn man die Geschichte der Behandlung von Alkoholkranken kennt. Psychiatrisch Tätige sollten sich dessen bewusst sein.

ZAHLEN Rund 4,5 Prozent aller Männer und 1,7 Prozent aller Frauen zwischen 18 und 64 Jahren gelten nach neuesten Erhebungen in Deutschland als alkoholabhängig. Zudem wird bei 4,0 Prozent der Männer und 1,5 Prozent der Frauen von einem Alkoholmissbrauch ausgegangen. Das bedeutet, dass einer von elf Männern und eine von dreißig Frauen ein behandlungsbedürftiges Problem mit Alkohol haben. In Österreich werden für 2021 sogar 7,5 Prozent der Männer und 2,5 Prozent der Frauen als alkoholabhängig eingestuft. In der Schweiz sind die Zahlen ähnlich.

Die WHO hat 2018 eine Liste veröffentlicht, auf der die Länder der Erde nach der Menge des individuell konsumierten Alkohols aufgeführt sind. Hinter den führenden Ländern Moldau, Litauen, Tschechien und Seychellen liegt Deutschland mit 13,4 Litern reinen Alkohols pro Jahr auf Platz 5, Österreich mit 11,6 Litern auf Platz 17 und die Schweiz mit 11,5 Litern auf Platz 22. Ulrich JOHN und Kollegen (2021) zitieren einen Bericht der OECD zum Rauschtrinken aus dem Jahr 2017. Demnach gaben in einem Survey in 18 europäischen Ländern 20,7 Prozent der Bevölkerungen an, mindestens einmal im Monat sechs oder mehr alkoholische Getränke im Verlauf der letzten zwölf Monate getrunken zu haben. In Deutschland waren das sogar 33,0 Prozent. Damit steht es in der Liste der 18 bewerteten

Länder an der vierten Stelle. Insofern muss Deutschland als ein Hochkonsumland eingestuft werden. Zudem hat Deutschland einen besonders hohen Anteil an sogenannten Rauschkonsumenten in der Bevölkerung.

Statistische Erhebungen gehen davon aus, dass jährlich etwa 74.000 Todesfälle in Deutschland vorrangig durch Alkohol bedingt sind. Frühere Untersuchungen von Ulrich John aus Lübeck belegen, dass Frauen mit einer Alkoholabhängigkeit durchschnittlich mit 60 Jahren, alkoholabhängige Männer mit 58 Jahren sterben. In der Studie an 149 Alkoholabhängigen erreichte zum Untersuchungszeitpunkt keiner der Männer das männliche durchschnittliche Lebensalter von 77 Jahren (John u. a. 2013). Die deutlich reduzierte Lebenserwartung insbesondere der Männer in Osteuropa, vor allem in Litauen und Russland, beruht zu etwa 20 Prozent auf dem deutlich gesteigerten hochprozentigen Alkoholkonsum. Dabei ist eine lineare Dosis-Wirkungs-Beziehung zwischen der Menge des Alkoholkonsums und den Risiken für Krankheitsentstehungen verschiedenster Art wissenschaftlich gut belegt (John u. a. 2021).

In der Schweiz wird eher Wein (37 Liter Alkohol/Kopf/Jahr; Österreich: 29,7: Deutschland 25; www.wineinstitute.org), in Deutschland und Österreich eher Bier getrunken (D: 115,8 Liter Alkohol/Kopf/Jahr; A: 108,3; CH: 57,3; www.welt-flaggen.de/listen/bier-konsum). Der Anteil an Spirituosen ist in den letzten Jahren allgemein rückläufig (D: 5,1 Liter Alkohol/Kopf/Jahr; CH: 3,1; A: 2,7). Der deutsche Staat hat im Jahr 2020 mit dem Alkohol 2,24 Mrd. Euro Steuern eingenommen (Bundesministerium der Finanzen), der größte Gewinnanteil läuft über die Spirituosen. In den osteuropäischen Staaten ist der Spirituosenkonsum pro Kopf bis zu dreimal höher und erreichte in Polen 7,3 Liter, in Russland 13,9 Liter Alkohol pro Jahr. Südkorea führt die weltweite Liste mit 26,3 Litern Alkohol/Kopf/Jahr an (www.spirituosen-verband.de/fileadmin/introduction/downloads/Entwicklung-Pro-Kopf-Verbrauch-in-D-und-EU-aus_Sonderdruck-2020.pdf).

Suchtspezifische Handlungsoptionen

Es gibt eine lange Tradition in der Suchtkrankenhilfe, die Behandlung eines alkoholkranken Menschen immer vom Alkoholproblem aus aufzurollen. Das hat eine gewisse Berechtigung, weil ohne eine Beseitigung des Suchtproblems die anderen Probleme häufig kaum lösbar sind. Allerdings leistet der suchtkranke Mensch selbst oft erheblichen Widerstand, weil er dem Alkohol auch viel Gutes abgewinnen kann und die Probleme eher im psychosozialen Bereich sieht. Insofern bietet es sich an, diesen Menschen da »abzuholen«, wo er steht, also bei dem Thema, das die Person aus ihrer subjektiven Sicht als vorrangig ansieht. Das ist dann meist nicht der Alkohol, sondern der Partnerschaftskonflikt, Probleme am Arbeitsplatz oder mit der Justiz, Führerscheinverlust oder Auseinandersetzungen um das Sorgerecht. Der Vorteil dieses Vorgehens ist, dass der Therapeut schnell das Interesse des Klienten gewinnt und von der vom Klienten gewählten Problemlage aus den Unterstützungsprozess entwickeln kann. In der Regel kann man in Ruhe darauf vertrauen, dass das Alkoholproblem im weiteren Verlauf geradezu von selbst thematisiert wird.

Der Motivations- und Hilfeprozess funktioniert dann am besten, wenn Helfende in der Lage sind, auf der einen Seite das vom Klienten angesprochene psychosoziale Problem aufzunehmen und zu bearbeiten, auf der anderen Seite aber auch für die darin verflochtenen alkoholspezifischen Fragestellungen Kompetenzen anbieten können. Dieser motivierende Zugang findet sich unter anderem im »Community Reinforcement Approach« (CRA), einem evidenzbasierten amerikanischen Behandlungsprogramm von Robert J. Meyers und Jane Ellen Smith (2017), das seit der Übersetzung im deutschsprachigen Raum zunehmende Verbreitung gefunden hat (www.cra-bielefeld.de).

Voraussetzung für diese Vorgehensweise ist, sich für alle Problemlagen des Klienten zu interessieren und sich in möglichst vielen Bereichen fachkundig zu machen. Wo die Grenzen der eigenen Kompetenz erreicht werden, müssen Netzwerkpartner gewonnen werden, die in den Hilfeprozess einbezogen werden können. Auf diese Weise spürt der suchtkranke Klient, dass sich Veränderung für ihn lohnt.

Wenn das vorrangige Ziel klar ist und wenn man das Spektrum der verschiedenen Therapie- und Hilfemöglichkeiten kennt, kann man prüfen, was im Einzelfall geeignet und verfügbar ist.

Abstinenz und Konsumreduktion sind kein Selbstzweck, sondern immer nur Mittel zum Zweck!

ZIELBESTIMMUNG Grundsätzlich gibt es im Umgang mit dem Alkoholproblem zwei Zielebenen, die klar unterschieden werden müssen: die Entgiftung vom Alkohol bzw. die Kontrolle des Alkoholkonsums sowie die Aufrechterhaltung des stabilisierten Zustandes. Solange sich der Betroffene noch in einer Trinkphase befindet, ist die Entgiftung immer der erste Schritt, weil erst dann weitere Schritte mit ihm abgestimmt werden können. Hat der Betroffene wieder einen »klaren Kopf«, kann gemeinsam überlegt werden, welche Ziele im Hinblick auf Alkohol und auf weitergehende, sinnstiftende Zusammenhänge bedeutsam sind.

Die Entgiftung vom Alkohol

Mit betrunkenen Menschen lassen sich nur sehr schwer auf Dauer tragfähige Absprachen treffen. Deswegen geht es initial darum, eine möglichst abstinente Phase vorzubereiten, in der man dann weitere Regelungen treffen kann. Dabei geht es in diesem Moment noch nicht darum, den Betroffenen auf eine dauerhafte Abstinenz einzuschwören. Viele alkoholkranke Menschen sind damit zunächst noch überfordert. Die frühzeitige

Rückkehr zum Alkoholkonsum und der Bruch getroffener Absprachen sind für Betroffene und Helfer jedes Mal wieder eine Enttäuschung, die vermieden werden kann, wenn man sich von Beginn an erst einmal kleinere Ziele setzt.

BEISPIEL

Herr Ludwig hat schon seit vielen Jahren ein Alkoholproblem. Seitdem er vor zwei Jahren arbeitslos geworden ist, erlebt er seinen Alltag als zunehmend inhaltsleer. Seine Frau, die als Lehrerin arbeitet, ist an ihrer Schule sehr beliebt. Ihr gegenüber fühlt er sich nicht mehr liebens- und achtenswert. Wenn sie von der Schule nach Hause kommt, sitzt er meist in seinem Zimmer und hat sich betrunken. Hilfe will er nicht annehmen. In ihrer Verzweiflung bittet sie eine Sozialarbeiterin vom Sozialpsychiatrischen Dienst des Gesundheitsamtes um Hilfe. Die erklärt sich bereit, bei dem Ehepaar einen Hausbesuch zu machen und mit beiden zu sprechen. Aber auch als die drei im Wohnzimmer zusammensitzen, kommt der deutlich angetrunkene Herr Ludwig nur langsam aus seiner Reserve.

HELFERIN »Ich sehe, wie schlecht es Ihnen geht und wie viele Sorgen sich Ihre Frau um Sie macht. Ich würde Ihnen gerne helfen, einen Weg aus dem Dilemma zu finden.«

HERR LUDWIG »Das hat doch sowieso keinen Zweck. Meine Bewerbungen sind alle ins Leere gelaufen und meine Frau muss sich für mich schämen. Ich will so nicht mehr leben.«

HELFERIN »Nun sitzen wir hier, Sie haben heute schon wieder relativ viel Alkohol getrunken. Ich würde die Situation gerne mit Ihnen besprechen, wenn Sie nüchtern sind. Dann lassen sich auch eher Lösungswege finden. Könnten Sie sich vorstellen, zum Arzt zu gehen und mit ihm einen Alkoholentzug zu besprechen, damit wir dann mal besprechen können, wie es weitergeht?«

HERR LUDWIG »Eine Therapie mache ich sowieso nicht. Was bei uns zu Hause los ist, geht niemanden was an. Schlimm genug, dass Sie hier sitzen. Ich kann ganz allein aufhören, wenn ich das will. Letzten Monat, als ich das Vorstellungsgespräch hatte, habe ich auch mehrere Tage nichts getrunken.«

HELFERIN »Sehr gut. Wenn Sie das kürzlich geschafft haben und Komplikationen beim Absetzen des Alkohols nicht aufgetreten sind, können Sie das ja noch einmal probieren. Wann wollen Sie denn das Trinken einstellen und für wie lange bleiben Sie dann erst einmal abstinent?«

HERR LUDWIG »Das macht mir nichts, mit dem Trinken sofort aufzuhören, die letzte Flasche ist sowieso leer. Aber wie lange ich dann trocken bleibe, kann ich Ihnen nicht versprechen.«

HELFERIN »Könnten wir uns vielleicht auf zwei Wochen Abstinenz einigen, damit wir etwas Zeit haben, mal auszuloten, was Ihnen aus Ihrer Krise heraushelfen könnte?«

HERR LUDWIG »In gut zwei Wochen hat meine Frau Geburtstag, da wollte ich sowieso nüchtern sein. Das kann ich zusagen, bis zum Geburtstag meiner Frau werde ich nicht trinken, versprochen.«

HELFERIN »Gut. Dann bleiben wir in den zwei Wochen miteinander in Kontakt. Ich werde mich morgen telefonisch bei Ihnen melden, wie es läuft, und dann treffen wir weitere Absprachen.«

HERR LUDWIG »Okay. Meine Frau ist etwa ab 14 Uhr wieder da.«

HELFERIN »Lieber würde ich mit Ihnen persönlich sprechen. Es geht ja um Sie.«

HERR LUDWIG »Dann rufen Sie bitte nicht zu früh an, sagen wir ab 11 Uhr. Dann bin ich fit.«

Das Ziel dieses Gesprächs ist ausschließlich, einen tragfähigen Kontakt zu knüpfen. Angesprochene Probleme werden respektvoll zur Kenntnis genommen, aber nicht besprochen. Stattdessen wird dem Patienten Mut gemacht, etwas zu schaffen, was er früher auch geschafft hat (aber heute nicht mehr!): vor dem Geburtstag seiner Frau eine zweiwöchige

Trinkpause einzulegen, um Raum zu schaffen und erst dann (und nicht sofort) gemeinsam über die verfahrene Situation nachzudenken. Dabei lässt sich die Helferin nach der Verabredung eines verbindlichen Termins die Genehmigung geben, selbst nachhaken zu dürfen. Das verabredete Telefongespräch dient nur dazu, den noch fragilen Kontakt tragfähiger zu machen. Es ist *kein* Motivationstest!

Den meisten Suchtkranken fällt es sehr viel leichter, Abstinenzzusagen für eine **befristete** ***Zeit zu machen. Zusagen für die Ewigkeit fallen viel schwerer und sind ja auch weniger glaubwürdig. Deswegen sollten sich Helfende gerade in Frühphasen der Kontaktaufnahme ähnlich wie im Fallbeispiel mit überschaubaren Abstinenzzusagen begnügen und alles dafür tun, dass diese Abstinenzerfahrungen dazu ermutigen, sie am Ende zu verlängern.***

Der Entzug

Der Alkoholentzug ist häufig der unausweichliche erste Schritt, um Veränderungen bei einem Menschen mit Alkoholproblemen einzuleiten. In Deutschland gibt es eine starke Tendenz, solche Alkoholentzüge bevorzugt unter stationären Behandlungsbedingungen durchzuführen. Wenn man einen Experten an seiner Seite hat und ein angemessenes Risikomanagement berücksichtigt wird, dann ist das oft aber nicht nötig. Die meisten alkoholkranken Menschen entziehen ohnehin regelmäßig ohne fachliche Hilfe.

ENTZUGSSYMPTOME Dauerhafte Alkoholzufuhr führt dazu, dass sich der Körper an die Wirkung des Alkohols gewöhnt. Deswegen entsprechen die Entzugssymptome in der Regel dem Gegenteil der Wirkung (»Rebound«). Da Alkohol entspannt, sind Alkoholkranke im Entzug unruhig, angespannt und zittrig. Alkohol wirkt schlafanstoßend, insofern sind die Betroffenen im Entzug oft schlaflos. Da Alkohol die vegetativen

Funktionen wie Atmung und Kreislauf dämpft, führt der Entzug meist zu erhöhter Atemfrequenz, Blutdruckanstieg und Pulsbeschleunigung. Die Symptome beginnen noch in der Phase der Ausnüchterung und klingen in der Regel nach drei bis fünf Tagen ab.

ENTZUGSRISIKEN Entzugskrampfanfälle sind große epileptische Anfälle (»Grand-Mal-Anfälle«), die nach langjährigem hoch dosiertem Alkoholkonsum in der Entzugsphase auftreten. Häufig leiten sie Delirien ein. Große epileptische Anfälle sind manchmal von vorheriger Unruhe begleitet, kommen aber in der Regel plötzlich, sodass sich die Betroffenen und das Umfeld nicht vorbereiten können.

Krampfanfälle beginnen mit einer verkrampften Anspannung der gesamten Körpermuskulatur inklusive Überstreckung des Kopfes, Beugung der Arme und Streckung der Beine. Die Augen sind weit aufgerissen. Die Zähne sind zusammengepresst und verletzen häufig die Zunge am Seitenrand. Da auch die Atemmuskulatur verkrampft, atmen die Betroffenen für bis zu eine Minute nicht, sodass sie oft bläulich anlaufen. Die gleichförmige Anspannung der gesamten Muskulatur (tonische Phase) löst sich im weiteren Verlauf in rhythmische Zuckungen auf (klonische Phase), die sich dann nach und nach erschöpfen. Schon in der klonischen Phase setzt eine schnaubende Atmung ein und eine erhöhte Speichelsekretion. Der Speichel ist bei erfolgtem Zungenbiss häufig blutig durchmischt und fließt schaumig aufgebläht aus den Mundrändern. Nach Abklingen der klonischen Phase kommen die Betroffenen langsam wieder zu sich und können sich mit Unterstützung eigenständig bewegen. Bis zur vollen Reorientierung kann es 30–60 Minuten dauern. Die meisten Betroffenen haben nach einem solchen Anfall ein hohes Ruhebedürfnis und wollen nichts als schlafen.

Die größte Gefahr großer epileptischer Anfälle sind Sturzverletzungen. Deswegen ist es wichtig, beim Auftreten eines solchen Anfalls insbesondere den Kopf vor Stoßverletzungen zu schützen. In der Mundhöhle kommt es häufig zu Zungenbissverletzungen. Zudem kann es passieren, dass auf dem Rücken liegende Patienten Speichel und/oder Blut einatmen (Aspiration) und dann eine Lungenentzündung bekommen (Aspirationspneumonie). Deswegen muss man während des Anfalls bevorzugt durch eine Seitenlage dafür sorgen, dass der Speichel gut abfließen kann. Auf keinen Fall sollte man versuchen, die Verkrampfungen mit Gewalt zu lösen, die zuckenden Extremitäten festzuhalten oder den verkrampften Kiefer mit Gewalt zu lösen. Es passiert immer wieder, dass die letztlich aufgetretenen Verletzungen von den Helfern selbst verursacht worden sind. Schließlich kommt es in seltenen Fällen vor, dass es nicht bei einem einzelnen Anfall bleibt, sondern dass mehrere solcher Grand-Mal-Anfälle nacheinander auftreten (Anfallsserie oder »Grand-Mal-Status«). Ein solcher Zustand ist lebensbedrohlich und bedarf sofortiger notärztlicher Hilfe. > Krampfanfälle, Seite 61

DELIRIEN Alkoholentzugsdelirien treten ebenfalls unmittelbar im Entzug auf, manchmal eingeleitet durch Entzugskrampfanfälle, häufig abends und nachts. Betroffen sind alkoholkranke Menschen nach langjährigem Konsum, häufig Spiegeltrinker, die lange nicht abstinent gewesen sind. Delirante Symptome sind Unruhe mit Nestelbewegungen, Orientierungsstörungen, Wahnideen und Halluzinationen. Als besonders delirgefährdet gelten Menschen mit hirnorganischer Vorschädigung, Mangelversorgung des Gehirns mit Blut und Sauerstoff und bei vorbekanntem Delir. Unruhe von außen, fehlende Orientierung (etwa durch Dunkelheit und fremde Umgebung), Wechsel von Zimmer und Bezugspersonen, zu geringe Flüssigkeitsaufnahme und viele Medikamente fördern das Auftreten deliranter Symptome. Orientierungshilfen, enge Begleitung durch gleichbleibende Bezugspersonen und ein vorsichtiges Medikamentenregime bei ausreichender Flüssigkeitszufuhr können vor Delirien schützen.

BEISPIEL

Ein langjährig alkoholkranker Patient ist tagsüber zur Aufnahme ins Krankenhaus gekommen. In alkoholisiertem Zustand ist er weitgehend unauffällig. Als der Alkoholspiegel nach und nach absinkt, wird er zunehmend zittrig, fahrig und unruhig. In den Abendstunden läuft er wiederholt in fremde Zimmer. Gegenüber der Nachtwache äußert er sich stark verunsichert über einen Mitpatienten, von dem er sich beobachtet fühlt. In den Morgenstunden kommt er erneut zur Nachtwache und meint, in seinem Bett seien lauter kleine Tiere, er könne dort nicht mehr schlafen.

Delirien haben unbehandelt durch Entgleisungen des Kreislaufs oder durch selbstgefährdendes Verhalten der Betroffenen wiederholt zu Todesfällen geführt. Heute sind zum Tode führende, »letale« Verläufe bei Entzugsdelirien sehr selten geworden. Trotzdem gehört jeder delirante Alkoholpatient in vollstationäre Behandlung. Dort wird neben der oben genannten Medikation zur Entzugs- und AnfallSprophylaxe als Anti-Delir-Medikation Haloperidol gegeben und der Kreislauf reguliert. Eine ausreichende Flüssigkeitszufuhr mit intravenöser Vitamin-B1-Substitution ist wichtig. Delirien sind so meist gut behandelbar.

SETTING DES ENTZUGS Alkoholentzugsbehandlungen sollten in der Regel ambulant und nur bei Risikokonstellationen stationär im Krankenhaus erfolgen. Ambulante Entzugsbehandlungen sind umso eher möglich, je kompetenter die Handelnden sind und je besser der Betroffene, das unterstützende Umfeld und der behandelnde Arzt miteinander zusammenarbeiten.

Stationär sollten all jene Patientinnen und Patienten entgiften, bei denen in der Vorgeschichte bereits Entzugsrisiken wie Krampfanfälle und/oder Delirien aufgetreten sind oder die unter körperlichen Erkrankungen leiden, die im Alkoholentzug dekompensieren könnten. Dazu gehören schwere Herz-Kreislauf-Erkrankungen wie vorbestehende Herzinfarkte und Bluthochdruck, schwere Atemwegserkrankungen wie Asthma oder Lungenemphysem, Epilepsieerkrankungen oder seelische Störungen und Belastungen, die sich im Entzug verstärken können. Stationäre Entzüge sind auch dann erforderlich, wenn wegen einer trinkenden Umgebung oder sozialer Konfliktlagen Distanz zum häuslichen Umfeld erforderlich ist.

Bei ambulanten Alkoholentzügen sollte der Patient vom behandelnden Arzt in den ersten drei bis fünf Tagen täglich gesehen werden. Aus diesem Grund sollte die Einleitung einer ambulanten Entzugsbehandlung möglichst montags erfolgen. Die Entzugsmedikamente werden dem Patienten täglich zugeteilt. Eine Dosis davon nimmt der Patient beim täglichen Kontakt unter Sicht. Die verbleibende Dosis bekommt er mit nach Hause. Bevorzugt wird diese Restdosis von einem Coach verwaltet und zugeteilt. Der Coach, sei es ein Angehöriger oder ein Kollege aus der Eingliederungshilfe, würde auch ungewöhnliche Ereignisse im Blick behalten, insbesondere unerwartet starke Entzugssymptome, Krampfanfälle, delirante Symptome, Wiederaufnahme des Alkoholkonsums, unabgesprochene Einnahme von Medikamenten oder Suizidalität.

Wenn kein Coach verfügbar ist, muss der behandelnde Arzt im Sinne eines Risikomanagements prüfen, ob er dem Betroffenen die Resttagesdosis zur Selbstverwaltung überlassen kann. Unbedingt vermieden werden sollte die Aushändigung größerer Mengen von Benzodiazepinen wie Diazepam oder Oxazepam oder sogar von Distraneurin® an den Betroffenen. Wenn es keinen Coach gibt, der die Tablettenverwaltung leisten kann, verbleibt die Medikamentenmenge, die nach der Ausgabe der Tagesdosis noch übrig ist, in der Arztpraxis.

Ambulante Alkoholentzugsbehandlungen müssen mehr gefördert und unterstützt werden. Das gelingt nur, wenn kompetente ambulante Behandlungsstellen und das Umfeld der Patienten eng zusammenarbeiten und voneinander lernen.

Medikamentöse Strategien während des Entzugs

Wir sollten nie mehr Medikamente geben als nötig, weil alle Medikamente auch Risiken und Nebenwirkungen mit sich bringen. Grundsätzlich gilt dennoch, dass man mit der Menge der verordneten Entzugsmedikamente großzügiger sein kann, wenn wenig Kontrolle über den Entzugsverlauf besteht. Das Risiko durch Entzugskomplikationen ist in der Regel erheblich größer als das durch eine mögliche Überdosis an Entzugsmedikamenten.

Die potentesten Entzugsmedikamente sind Clomethiazol (Distraneurin®) und Diazepam, die allerdings beide selbst ein Suchtpotenzial beinhalten. Wenn die Entzugssymptome gering ausgeprägt sind, beschränkt man sich auf Entzugsmedikamente ohne Suchtpotenzial wie Oxcarbazepin (etwa Trileptal®) oder Promethazin (etwa Atosil®).

Bei ambulanten oder tagesklinischen Alkoholentzugsbehandlungen erfolgt die medikamentöse Unterstützung durch den behandelnden Arzt eher hochdosiert, um allen Risiken hinreichend vorzubeugen. So beginnt man nach weitgehender Ausnüchterung bis etwa 1 Promille mit 20–40 mg Diazepam am Tag, aufgeteilt auf vier Einzeldosen. Diese Dosis wird abhängig vom Verlauf der Entzugssymptome mit täglichen Kontakten innerhalb von fünf bis sieben Tagen ausgeschlichen.

SCOREGESTEUERTE ENTGIFTUNG Unter stationären Bedingungen erfolgt in suchtmedizinisch spezialisierten Einrichtungen die Alkoholentzugsbehandlung in der Regel scoregesteuert. Je mehr Symptome der Patient hat, desto mehr Medikamente bekommt er auch. Besonders verbreitet ist, auch im internationalen Raum, die AWS-Skala (»Alcohol Withdrawal Scale«). In zweistündigen Abständen wird eine Reihe von für den Entzug bedeutsamen Parametern (Blutdruck, Puls, Atemfrequenz, Körpertemperatur, Schwitzen, Orientierung, Ängste etc.) erhoben und in ein Punkteschema übertragen. Die Menge der zu verabreichenden Medikation orientiert sich dann ganz an den auftretenden Entzugssymptomen.

Für nicht spezialisierte Einrichtungen, etwa Allgemeinkrankenhäuser, ist ein scoregestützter Entzug eine Überforderung. Entzugsmedikamente werden dort – wie im ambulanten Setting – nach einem festen Schema verordnet. Die Patienten verbringen, ähnlich wie andere kranke Patienten und Patientinnen auf der Station, viel Zeit im Bett und erhalten in dieser Zeit dort in der Regel keine suchtspezifische Ansprache zur Förderung der Veränderungsbereitschaft.

ANGEHÖRIGE ALS COACH Professionelle Helfer und Angehörige, die regelmäßig mit Suchtkranken zu tun haben, sollten über Basiskenntnisse zum Thema »Alkoholentzug« verfügen, um im Bedarfsfall und in Abstimmung mit einem Arzt als Coach für den Entzug und/oder als Krisenhelfer handlungsfähig zu sein.

Wenn Patienten in Zuständen zunehmender Selbstgefährdung ihre Trinkphase nicht mehr eigenständig unterbrechen und auch keine Hilfe annehmen können, muss über das Gesundheitsamt oder den Hausbesuch eines Arztes geklärt werden, ob eine Einweisung gegen den Willen der betroffenen Person erforderlich ist. Da solche Krisen oft durch hohe Alkoholkonzentrationen einerseits und schwierige psychosoziale Problemlagen andererseits gekennzeichnet sind, kommt es immer wieder vor, dass die Zuständigkeit für solche Situationen zwischen den niedergelassenen Ärzten, der zuständigen Klinik und dem zuständigen Sozialpsychiatrischen Dienst hin- und hergeschoben wird. Oft können solche Situationen leichter bewältigt werden, wenn schon im Vorfeld mit den Verfahrensbeteiligten schriftliche Absprachen ausgehandelt worden sind, die das Vorgehen in solchen Krisenfällen regeln.

Entzugsbehandlungen bedeuten für die Patienten immer eine körperliche und seelische Krisensituation, in der sie für Veränderung gut ansprechbar sind. Insofern sollte jede Entzugsbehandlung intensiv für die Veränderungsmotivation genutzt werden.

Aufrechterhaltung von Abstinenz

Eine Alkoholentzugsbehandlung ist nur sinnvoll, wenn gleichzeitig darüber nachgedacht wird, wie der dann erreichte Zustand aufrechterhalten werden kann. Deswegen muss jede Entzugsbehandlung dafür genutzt werden, die auslösenden und aufrechterhaltenden Bedingungen des Alkoholkonsums zu verstehen, für Veränderung zu motivieren und erste verbindliche Schritte einzuleiten.

BEISPIEL

HELFER »Herr Werner, Sie sehen ja nach überstandenem Alkoholentzug wirklich wieder viel besser aus. Was können wir für Sie tun, damit das möglichst lange so bleibt?«

HERR WERNER »Wissen Sie, in der Klinik ist das für mich nicht so schwer, abstinent zu sein, da habe ich immer Leute um mich, ich bin gut beschäftigt und an Alkohol komme ich hier sowieso nicht heran. Das wird zu Hause ganz anders sein.«

HELFER »Sind Sie denn entschlossen, zu Hause weiter ohne Alkohol zu leben, wenn Sie ausreichend Unterstützung haben?«

HERR WERNER »Ganz bestimmt. Ich sehe doch, wie der Alkohol mich kaputtmacht. Ich weiß einfach nicht, wie das geht. Ich kenne doch meine Schwächen. Wenn ich allein bin und mich jemand zum Trinken einlädt, dann sage ich zwar erst Nein, irgendwann werde ich dann aber doch schwach.«

HELFER »Dann müssen wir mal überlegen, was Sie in Ihrer Freizeit sonst Sinnvolles tun könnten, ob Sie neue Leute kennenlernen und wie Sie in schwachen Momenten trotzdem trocken bleiben können.«

Bei der Behandlungs- und Hilfeplanung muss zunächst geklärt werden, ob der Betroffene motiviert ist, den erreichten abstinenten Zustand aufrechtzuerhalten oder nicht. Wenn er ambivalent ist oder entschieden ist, den Alkoholkonsum bald wieder aufzunehmen, sind motivierende Maßnahmen erforderlich. Wenn der Betroffene aber entschlossen ist, seine Abstinenz zumindest für eine definierte Zeit beizubehalten, dann muss die geeignete Maßnahme ausgewählt werden, um ihn dabei zu unterstützen.

Sobald ein Patient wieder einen klaren Kopf hat, braucht er Ansprechpartner, die ihn zur Veränderung ermutigen. Keine Entzugsbehandlung darf enden ohne einen konkreten Ratschlag, was weiter zu tun ist.

Der traditionelle Weg für die professionelle Unterstützung sind die Vermittlung an eine Suchtberatungsstelle und die Beantragung einer medizinischen Rehabilitation, einer Langzeittherapie. Kostenträger für die medizinische Rehabilitation sind in der Regel die Rentenversicherungsträger. Diese Rehabilitationsmaßnahmen haben lange Zeit nur in suchtmedizinischen Fachkliniken stattgefunden, häufig weit weg vom Wohnort der Betroffenen. Inzwischen gibt es auch ganztägig ambulante (= tagesklinische) und ambulante Rehabilitationsangebote, die mit der stationären Rehabilitation kombiniert werden können (»Kombinationstherapie«). Sie werden in Deutschland flächendeckend angeboten und sind inzwischen in der Regel auch gemeindenah zugänglich. Stationäre Rehabilitationsmaßnahmen für alkoholabhängige Patienten und Patientinnen dauern meistens 14 Wochen, ganztägig ambulante und ambulante Rehabilitationen sechs Monate. Ambulante Rehabilitationen sind so angelegt, dass sie sich mit fortgesetzter Erwerbsarbeit kombinieren lassen und eine Krankschreibung nicht erforderlich ist.

SELBSTHILFE Selbsthilfegruppen für Alkoholabhängige, zum Beispiel die Anonymen Alkoholiker (AA) mit ihrem Zwölf-Schritte-Programm, das Blaue Kreuz (traditionell protestantisch), der Kreuzbund (traditionell katholisch) oder der Guttemplerorden, können eine große Stabilisierung sein, um die erreichte Abstinenz mit Unterstützung anderer Betroffener dauerhaft aufrechtzuerhalten. Neben den in der Regel christlich geprägten Gruppen der genannten Verbände haben sich in den meisten Regionen »freie« Selbsthilfegruppen gebildet, in denen sich die Mitglieder als »Freundeskreis« wechselseitig helfen. Manche Institutionen bieten angeleitete Selbsthilfegruppen an, in denen sich Betroffene mit professioneller Anleitung treffen können.

Für Angehörige von Alkoholkranken bieten die AA-Gruppen die sogenannten Al-Anon-Gruppen an. Aus einer Initiative der Guttempler wurden nach italienischem Vorbild in einigen Standorten »Familienclubs« gegründet, in denen sich gemeinsam mit den Suchtkranken interessierte Familienmitglieder treffen, um sich aus der Gemeinschaft heraus zu unterstützen. Oft lohnt es sich, sich mehrere Gruppen anzusehen, um zu prüfen, welche Gruppe am besten passt.

Für muslimische Patienten gibt es oft Ansprechpartner in den Moscheen, ansonsten kann das Ethno-Medizinische Zentrum in Hannover erste Informationen geben.

Inzwischen machen die meisten psychiatrischen Versorgungskliniken, die sich über die Krankenkassen finanzieren, Behandlungsangebote für Suchtpatienten, die über die reine Entzugsbehandlung hinausgehen. Im Rahmen einer »qualifizierten Entzugsbehandlung« werden im direkten Anschluss an die körperliche Entgiftung stationäre und/oder tagesklinische motivierende und psychoedukative Angebote vorgehalten, um am Ende in weiterführende Hilfen vermitteln zu können. In der Regel stehen auch Hilfen für Alkoholpatienten mit seelischen Begleiterkrankungen zur Verfügung, etwa bei Depressionen, Ängsten, Posttraumatischen Belastungsstörungen oder Psychosen. Das Spektrum möglicher Behandlungsoptionen für Alkoholpatienten in psychiatrischen Kliniken ist regional allerdings sehr unterschiedlich.

Psychiatrische Institutsambulanzen, aber auch Suchtschwerpunktpraxen und Ärzte mit der Fachkunde »Suchtmedizinische Grundversorgung« machen in zunehmendem Maße im Rahmen der kassenärztlichen Versorgung ebenfalls Behandlungsangebote für alkoholkranke Menschen. Dazu gehören regelmäßige psychiatrische und psychotherapeutische Gespräche, Angehörigengespräche, Abstinenzkontrollen und medikamentös gestützte Therapieangebote. Dabei stehen gerade bei den niedergelassenen Psychiatern oft noch Psychopharmaka im Vordergrund, die als Antidepressiva oder Neuroleptika stimmungsstabilisierend oder beruhigend wirksam sein sollten. Im Rahmen der bei Suchtpatienten notwendigen Komplexbehandlung kann das allerdings nur *ein* Baustein sein.

ANTI-CRAVING-SUBSTANZEN In den letzten zwanzig Jahren haben Medikamente zur Abstinenzsicherung eine zunehmend größere Bedeutung erlangt. In den Neunzigerjahren kam zunächst Acamprosat (Campral®) auf den Markt, das bei regelmäßiger Einnahme den Suchtdruck senken sollte. Wenige Jahre später gelangte der in den USA bereits jahrelang angewandte Opiatantagonist Naltrexon (Nemexin®, Adepend®) auch in Deutschland in die Apotheken. Diese Substanz soll das Lusterleben beim Alkoholkonsum reduzieren und so zumindest zum reduzierten Alkoholkonsum beitragen. Schließlich ist 2014 Nalmefene (Selincro®) für Deutschland zugelassen worden, das situativ eingenommen werden kann, um Suchtdrucksituationen vorzubeugen. Eine zunehmende Verbreitung als Anti-Craving-Substanz hat inzwischen das Medikament Baclofen erfahren, das eigentlich für die Behandlung spastischer Lähmungen und gar nicht für die Behandlung der Alkoholabhängigkeit zugelassen ist. Mit der Darstellung einer erfolgreichen medikamentösen Selbstheilung durch den französischen Arzt Olivier Ameisen (2009), die er in einem Buch selbst beschrieben hat, hat diese Behandlung auch in Deutschland eine gewisse Verbreitung gefunden. Umfangreichere Studien sind hinter den Erwartungen zurückgeblieben. Insofern ist Baclofen weiterhin nicht für die Behandlung der Alkoholabhängigkeit zugelassen und kann nur als Reservemedikament im »Off-Lable-Use« verschrieben werden (Müller u. a. 2015).

Die drei zugelassenen Substanzen haben in der Behandlung der Alkoholabhängigkeit nur eine randständige Bedeutung. In den Zulassungsstudien sollen sich zwar überwiegend ermutigende Ergebnisse gefunden haben, die sich allerdings im klinischen Alltag nur in Einzelfällen wiederfinden lassen. Die Zulassung einer Naltrexon-Depotmedikation für Alkoholpatienten ist gescheitert, weil sich in Studien kein ausreichender Erfolg darstellen ließ.

DISULFIRAM Besondere Beachtung verdient der Wirkstoff Disulfiram (Antabus®, Tetradin®, Esperal®), der schon seit den Vierzigerjahren als aversives Medikament für Alkoholpatienten verfügbar ist. Disulfiram führt bei regelmäßiger Einnahme zu einer Alkoholunverträglichkeit. Durch die Blockade eines Enzyms für den Abbau von Disulfiram reichert sich das giftige Stoffwechselprodukt Acetaldehyd an, das bei erhöhter Konzentration im Blut zu Erbrechen, Übelkeit, Durchfall, Schwitzen und Kreislaufproblemen führt.

Die Disulfiram-Alkohol-Reaktion (DAR) tritt etwa 10–15 Minuten nach dem Alkoholkonsum ein. Sie soll die betroffene Person davon abhalten, weiterzutrinken. Die Schwere der DAR wird bestimmt durch die Menge des aufgenommenen Alkohols. Wird initial sehr schnell in sehr großen Mengen Alkohol getrunken oder trotz DAR weitergetrunken, können jedoch lebensbedrohliche Situationen entstehen. Die Betroffenen müssen über dieses Risiko sehr sorgfältig aufgeklärt werden. Der Respekt vor der DAR soll sie davon abhalten, überhaupt erst Alkohol zu trinken.

Disulfiram ist besonders für Patientinnen und Patienten geeignet, die sicher entschlossen sind, keinen Alkohol mehr trinken zu wollen, die aber wissen, dass es Versuchungssituationen gibt, in denen sie doch rückfällig werden könnten. Die Einnahme des Medikaments kann sie in Situationen der Wankelmütigkeit oft vor Rückfällen schützen. Bei fortgesetztem Konsumwunsch können sie das Präparat absetzen und nach wenigen Tagen wieder anfangen, ohne DAR Alkohol zu trinken.

Als problematisch kann sich erweisen, dass nach der medikamentösen Einstellung nicht mit Sicherheit zugesagt werden kann, ob ein ausreichender Medikamentenspiegel im Blut erreicht ist, weil entsprechende Labortests nicht verfügbar sind. Initiale Trinkversuche, in denen man die Wirkung der Einstellung vorab überprüft, gelten heutzutage als obsolet, also als ethisch und fachlich nicht mehr vertretbar. Insofern tritt bei bis zu 20 Prozent der auf Disulfiram eingestellten Patienten nach erfolgtem Alkoholkonsum die Reaktion gar nicht ein. Ob eine Dosiserhöhung dann weiterhilft, kann auch nicht versprochen werden. Gegenwärtig kann dieses Dilemma nur durch die Anwendung von Trinkversuchen aufgelöst werden. Zumindest in Einzelfällen erscheinen solche Trinkversuche vertretbar, wenn eine klare Indikation für Disulfiram besteht, die Patienten nach ausführlicher Aufklärung die Exposition wünschen und eine medizinische Überwachung gewährleistet ist, die mögliche lebensbedrohliche Komplikationen auffangen kann.

ANTABUS®-COACHING Von besonderer Bedeutung ist bei der Unterstützung der Betroffenen das sogenannte Antabus®-Coaching (MEYERS & SMITH 2017). Um eine verbindliche Einnahme dieses Medikaments sicherzustellen, wird sie entweder von der Behandlungsstelle oder von nahen Familienangehörigen begleitet. Der Charakter der Begleitung entspricht eher einer Erinnerung und Ermutigung als einer Kontrolle. Die Entscheidung, ob oder wie lange ein Patient Disulfiram nimmt, liegt beim Patienten. In Paarbehandlungen hat sich die Integration eines Antabus®-Coachings in besonderer Weise bewährt (O'FARRELL & FALS-STEWARD 2006). Die Antabus®-Vergabe wird hier intergiert in ein alltägliches Vertrauensritual. Die Einnahme hat ihren festen Platz im Tagesablauf und erfolgt in Anwesenheit des Partners oder der Partnerin. Die betroffene Person verbindet die Einnahme mit dem Versprechen, bis zur nächsten Tabletteneinnahme in jedem Fall abstinent zu bleiben, und bedankt sich für die Unterstützung des Gegenübers. Die gesunden Partner signalisieren Respekt für den Kampf um ein alkoholfreies Leben und machen Mut, dass es beiden so gelingen wird, wieder zu einer vertrauensvollen Partnerschaft zurückzufinden. Grundsätzlich ist dieses Vorgehen auch übertragbar auf institutionelle Konstellationen oder im Einzelfall sogar auf Situationen in der Werkstatt für behinderte Menschen oder an anderen Arbeitsplätzen, an denen das Alkoholproblem offen besprechbar ist und als gemeinsames Problem betrachtet werden kann.

Weitere Anwendungsgebiete hat ein Antabus®-Coaching in Situationen, in denen Dritte durch den potenziellen Alkoholkonsum der Betroffenen gefährdet werden könnten. Dazu gehören Behandlungsplanungen zur Vermeidung von Straftaten oder zur Verhütung von Risiken für Kinder.

Disulfiram ist in Deutschland weiterhin umstritten. Die verordnenden Ärzte fürchten auftretende Komplikationen bei ungenügender Zuverlässigkeit des Patienten. Zudem verbinden viele Ärztinnen und Ärzte sowie andere Therapeuten eine Disulfiram-Medikation immer noch mit einem autoritären paternalistischen Setting. In einer von Arzt und Patient auf dem Boden eines »informed consent« (Zustimmung nach Aufklärung) gestalteten Behandlung tragen Arzt und Patient die Risiken gemeinsam. Wenn Patienten dann in dem Behandlungsprinzip des Disulfirams eine Hilfe sehen und die Behandlung nach Risikoabwägung und sorgsamer Aufklärung ärztlich verantwortet werden kann, sollte nichts dagegensprechen, das Medikament zu nutzen.

Aus vermutlich wirtschaftlichen Gründen hat die Firma, die Antabus® in Deutschland produziert und vertrieben hat, die Produktion eingestellt und das Präparat in Deutschland vom Markt genommen. Damit erlischt auch die Pflicht der Kassen, die Kosten zu erstatten. Das Präparat muss deswegen per Privatrezept über eine Apotheke aus dem Ausland bestellt werden, was wenig problematisch ist. Die Kosten von etwa 25 Cent pro Tagesdosis sind für interessierte Patienten kein Hindernis, das Medikament für sich zu nutzen, wenn sie es für erfolgversprechend halten. Aktuelle Informationen zur Verordnung und Behandlung mit Disulfiram sind über das Internet leicht verfügbar (www.cra-bielefeld.de). Kontakt zu kompetenten Behandlern findet man auch über das »Netzwerk alkoholaversive Pharmakotherapie«, das von Ulrich Zimmermann am Isar-Amper-Klinikum München-Ost koordiniert wird.

Chronifizierte Patienten ohne Abstinenzmotivation

Für viele Patientinnen und Patienten mit stark chronifiziertem Verlauf, also die »chronisch mehrfach beeinträchtigten Alkoholabhängigen« (CMA-Patienten), sind die meisten der geschilderten Therapieangebote zu hochschwellig. Dort geht es im Sinne der Zielehierarchie nach Dirk R. Schwoon und Michael Krausz eher um Überlebenssicherung, Schutz vor fortschreitenden Gesundheitsschädigungen und Konsumreduktion (siehe Schwoon & Krausz 1990). Die Vermittlung von Hilfen nach § 2 SGB IX (»Eingliederungshilfe für Menschen mit Behinderungen«) oder nach § 67 SGB XII (»Hilfe für Menschen in besonderen Lebenslagen«) ist hier vorrangig, um pragmatisch Existenzgrundlagen zu sichern. Für diese Personengruppe haben sich niederschwelligere Hilfekonzepte bewährt. Dazu gehören Tagesstätten zur Freizeitgestaltung, Elemente aus dem ALITA-Konzept (»Ambulante Langzeit-Intensiv-Therapie Alkoholabhängiger«), Konzepte aus dem »Kontrollierten Trinken« nach Joachim Körkel und klinische Intervallbehandlungen zur Überlebens- und Gesundheitssicherung nach dem Bielefelder Modell. > ALITA, Seiten 102 ff.

BEISPIEL

Ein 68-jähriger Mann war Buchhalter in einem kleinen Betrieb. Nach dem Tod der Ehefrau, kurz nach der eigenen vorzeitigen Berentung, hat er sich zunehmend in seine eigene Wohnung zurückgezogen und getrunken. Am Ende einer stationären Entzugsbehandlung findet gemeinsam mit einem Kollegen von der ambulanten Eingliederungshilfe ein Abschlussgespräch statt:

STATIONSÄRZTIN »Auf der Station sind Sie doch jetzt ganz gut ohne Alkohol ausgekommen. Wie soll das denn jetzt zu Hause weitergehen?«

PATIENT »Mein Bier möchte ich schon noch trinken dürfen. Aus der Wohnung möchte ich jedenfalls nicht raus – falls Sie das meinen.«

SOZIALARBEITER »Wir sind ja eigentlich seit unserem ersten Kontakt vor sechs Wochen ganz gut miteinander ins Gespräch gekommen. Ich bin ganz beeindruckt, dass Sie es geschafft haben, hier so lange nichts zu trinken. Respekt! Vielleicht können wir ja für zu Hause eine Regelung finden, dass Sie etwas mehr Kontrolle über Ihr

Trinken haben. Könnten Sie sich denn vorstellen, sich bezüglich des Bierkonsums auf eine bestimmte Menge festzulegen?«

PATIENT »Abends mein Bier und ein Bier zum Essen muss ich haben!«

SOZIALARBEITER »Zum Frühstück trinken Sie ja noch kein Bier. Wie wäre es denn, wenn wir verabreden, dass Sie jeweils ein Bier mittags und abends zum Essen und dann noch eines später vor dem Schlafen trinken, und wir kaufen das Bier so ein, damit es passt?«

PATIENT »Mehr will ich gar nicht trinken. Ich vertrage ja auch nicht mehr so viel.«

STATIONSÄRZTIN »Nun waren Ihre Leberwerte ja dieses Mal nicht so gut, haben sich aber in den zehn Tagen, die Sie jetzt hier waren, schon etwas erholt. Wie wäre es denn, wenn Sie alle drei Monate für zehn Tage zu uns kommen würden, um eine Trinkpause und einen Gesundheitscheck bei uns zu machen?«

PATIENT »Kann ich denn dann in der Ergotherapie wieder im Bürobereich arbeiten? Das habe ich sehr gerne gemacht.«

STATIONSÄRZTIN »Sehr gerne. Die Ergotherapeuten haben uns auch sehr positive Rückmeldungen gegeben, wie gut Sie das machen. Man merkt eben doch, dass Sie vom Fach sind.«

SOZIALARBEITER »Wenn Sie mögen, können wir uns am kommenden Montag mal die Tagesstätte ansehen, damit Sie etwas mehr Abwechslung haben. Das ist nicht weit weg.«

PATIENT »... ansehen kann ich es mir ja mal.«

Lange Zeit galt die Behandlung von wenig motivierten und/oder chronifizierten Suchtpatienten als sinnlos. Seitdem es gelungen ist, auch unterhalb der Abstinenzperspektive sinnvolle Ziele zu definieren, hat sich das verändert. Wenn im Sinne der schon erwähnten Zielehierarchie von Michael Krausz und Dirk R. Schwoon auch Überlebenssicherung mit Risikomanagement sowie die Reduktion von Trinkmengen und Trinktagen zur Besserung von Gesundheitsschäden legitime Behandlungsziele sind, ergeben sich ganz neue Anknüpfungspunkte.

Kontrolliertes Trinken

Von besonderer Bedeutung für die Arbeit mit (noch) nicht abstinenzmotivierten Patienten sind die Erfahrungen zum sogenannten kontrollierten Trinken, die in Deutschland vor allem durch Joachim KÖRKEL (2002) in die Diskussion eingebracht worden sind.

Der »kontrollierte Alkoholkonsum« ist von den Vertretern des Abstinenzparadigmas lange sehr bekämpft worden. Sie hatten den Eindruck gewonnen, als würde man alkoholabhängig sein und mit therapeutischer Hilfe irgendwann doch wieder so kontrolliert Alkohol trinken können wie vor Bestehen der Abhängigkeit. Sie sahen die große Gefahr, dass all die alkoholkranken Menschen, die durch konsequente Abstinenz in ein geordnetes Leben zurückgefunden hatten, dieser »Illusion« des kontrollierten Konsums folgen und damit unabsehbare Risiken für sich und ihr Umfeld eingehen könnten.

Letztlich zielen die Überlegungen zum »kontrollierten Konsum« in eine andere Richtung. Zum einen geht es nicht darum, für abhängige Alkoholkonsumenten wieder ein freies, selbstkontrolliertes Alkoholtrinken zu ermöglichen. Das gelingt vermutlich sehr selten, auch wenn es Beispiele dafür gibt. Stattdessen geht es darum, das Selbstbestimmungsrecht einer jeden Person, auch des Suchtkranken, ernst zu nehmen und zu überprüfen, ob bei fehlender aktueller Abstinenzperspektive ein »Trinken nach Regeln« möglich ist.

REGELUNGEN TREFFEN Beim kontrollierten Konsum geht es darum, mit dem Betroffenen Trinkmengen, Trinkzeiten und Abstinenzzeiten festzulegen, schriftlich zu fixieren und mit therapeutischer Hilfe nachzuhalten, um den Alkoholkonsum nicht über ein definiertes Maß hinaus entgleisen zu lassen.

Eine solche Regelung könnte bedeuten, dass ein Patient nie vor 12 Uhr mittags trinkt, nie nach 23 Uhr, nur allein und nie in Gesellschaft, nicht mehr als vier halbe Liter Bier am Tag und keine anderen Alkoholika. Etwas anspruchsvoller wird der Plan noch, wenn man sich auf einen abstinenten Tag in der Woche einigen kann (etwa jeden Donnerstag). Die Patienten führen Trinktagebücher, in denen der Alkoholkonsum genau dokumentiert wird. In regelmäßigen Treffen (etwa einmal wöchentlich) werden die Erfahrungen und die Einhaltung der Regeln besprochen. Regelbrüche werden analysiert, um daraus Lernerfahrungen zu sammeln (und nicht für Sanktionen!).

Die Trinkregeln können abhängig von Befinden und Vermögen unterschiedlich anspruchsvoll sein. Mit einer berufstätigen Person würde man einen sehr begrenzten Konsum nach der Arbeit verabreden, und zwar eine Menge, die morgens auf dem Weg zur Arbeit in jedem Fall abgebaut wäre. Mit einem Bewohner einer Obdachlosenunterkunft würde man sich vielleicht nur darauf verständigen, auf Spirituosen zu verzichten und das gemeinsame Trinken mit bestimmten Personen zu vermeiden, mit denen es in der Vergangenheit regelmäßig zu Trinkexzessen und aggressiven Entgleisungen gekommen ist.

Die Erfahrung zeigt, dass der Respekt vor der Selbstbestimmung der betroffenen Personen und das Lernen aus gemeinsam gemachten Erfahrungen ein sehr viel besserer Weg zu einer Verhaltensänderung sind als Druck und Nötigung. Viele Patientinnen und Patienten streben auch später Abstinenzziele an, wenn sie merken, dass ihr Plan mit dem kontrollierten Trinken trotz guter Vorplanung und therapeutischer Unterstützung nicht aufgeht.

Das Göttinger ALITA-Programm für chronisch suchtkranke Patienten

Chronizität muss nicht zwingend den Abschied von der Abstinenzperspektive bedeuten. Ab 1993 entwickelte die Arbeitsgruppe um Hannelore Ehrenreich die »Ambulante Langzeit-Intensiv-Therapie für Alkoholkranke« (ALITA) für chronisch suchtkranke Patienten, aus der sich für den Umgang mit dieser Klientel viel lernen lässt (Krampe & Ehrenreich 2012). Das Behandlungsprogramm besteht aus sechs Therapie-Elementen:

- hochfrequente kurze Gesprächskontakte, auch am Wochenende, die im Verlauf reduziert werden,
- umfassende Krisenbereitschaft des Behandlungsteams,
- soziale Eingliederung,
- Schaffung einer kontrollierten Alkoholunverträglichkeit mit Disulfiram für ein Jahr,
- aggressive Nachsorge sowie
- Teamzuständigkeit für alle Patienten.

Die Patienten entscheiden sich für das Programm ohne jeglichen Druck, gehen dann aber über einen Behandlungsvertrag eine hohe Verbindlichkeit ein. Gleichzeitig signalisiert auch das Behandlungsteam umfassende Verfügbarkeit. Die Kontakte sind in der Tendenz kurz, aber hochfrequent und ebenfalls sehr verbindlich. Die vertragliche Abstinenzvereinbarung wird über tägliche Abstinenzkontrollen und die kontrollierte Disulfiram-Einnahme gestützt. Bei Rückfällen und Krisen sind Teammitarbeiter schnell erreichbar und stellen pragmatisch angemessene Hilfen zur Verfügung. Gleichzeitig wird die Abstinenzzeit genutzt, um die anstehenden sozialen Problemlagen anzugehen und sich den möglichen Lösungen zu widmen. Das ganze Projekt lebt aus einem gemeinsamen »Korpsgeist« im Team und weniger aus einer zentralen Therapeut-Patient-Beziehung.

Obgleich das Projekt in einer Zehn-Jahres-Katamnese sehr erfolgreich war und auch aus wissenschaftlicher Sicht unumstritten ist, ist es nicht gelungen, die Kostenträger zu einer Übernahme der Behandlungskosten zu veranlassen In Göttingen ist das Projekt daher ausgelaufen, wurde aber an vielen Standorten in Deutschland aufgegriffen und umgesetzt.

Grundsätzlich lassen sich im Umgang mit Suchtpatienten auch einzelne Elemente aus dem Programm herauslösen und in die Praxis übernehmen:

Persönliche Kontakte Neben der Disulfiram-Therapie ist sicher ein zentrales Element des Erfolges von ALITA der tägliche persönliche Kontakt mit Abstinenzkontrolle über Atemalkoholtests. Solche Kontakte können auch außerhalb eines strukturierten Programms in Institutsambulanzen, von Entgiftungsstationen aus oder von zentralen Büros bei Trägern von Eingliederungs- und Wohnungslosenhilfe angeboten werden. Auf einem Laufzettel mit Datum, Stempel und Unterschrift kann das tägliche Erscheinen dokumentiert werden. Das Erreichen bestimmter Schwellenwerte der Abstinenzdauer kann über Urkunden oder andere Symbole des Respekts und der Wertschätzung gewürdigt werden.

Aufsuchende Hilfen Für Krisen und Rückfälle sind aufsuchende nachsorgende Hilfen von hoher Bedeutung, damit der Anschluss nicht verloren geht. Man wartet also nicht ab, bis der Patient selbst kommt, um Eigenverantwortlichkeit zu inszenieren, sondern man springt ihm schnell und pragmatisch zur Seite, wenn er »aus der Spur« zu geraten droht.

Vertrauensverhältnis All das kann nur gelingen, wenn zwischen dem Behandlungsteam und der Patientengruppe ein stabiles Vertrauensverhältnis besteht. Dabei geht das Team mit einem anspruchsvollen Versprechen voran (tägliche Gesprächskontakte, aufsuchende Hilfen in Krisen etc.), hat aber an die Patienten ebenfalls hohe Erwartungen (tägliches Erscheinen sieben Tage die Woche, vollständiger Alkoholverzicht, Antabus®-Einnahme).

Dass ALITA ein hochwirksames Konzept ist, steht außer Frage. Insbesondere in gut vernetzten Hilfesystemen, in denen Ärzte, Entgiftungskliniken und Betreuungspersonen aus der Eingliederungs- und Wohnungslosenhilfe in Kooperation tätig sind, sollte es möglich sein, die zentralen Elemente des Programms anzuwenden.

Stationäre Intervallbehandlungen bei fehlender Abstinenzfähigkeit

Viele Professionelle stehen ratlos davor, wenn die entgifteten Patientinnen und Patienten unmittelbar nach Verlassen der stationären Entzugsbehandlung wieder mit dem Alkoholtrinken begonnen haben. Oft scheinen sie keinerlei externen Anlass zu benötigen, um erneut Alkohol zu trinken. Der Alkoholkonsum ist einfach ein fester Bestandteil des Alltagslebens außerhalb beschützender Institutionen.

Häufig werden stationäre Aufnahmen dann durch auftretende Krisen bestimmt: Zustände von Volltrunkenheit mit Überwachungspflicht, Stürze mit mehr oder weniger schweren Verletzungen, schwere Entzüge, weil am Monatsende kein Geld für Alkohol mehr da ist. Wenn die angesteuerten Krankenhäuser dann nicht so mitspielen, wie sie sollen, dann »überzeugen« Suiziddrohungen und willkürlich herbeigeführte Alkoholräusche im Hochdosisbereich. Für die professionell Beteiligten ist das alles oft sehr ärgerlich. Gleichzeitig führt die Sorge vor forensischer Haftung wegen Nichtwahrnehmung der Garantenpflicht dazu, dass letztlich doch eine Krankenhausaufnahme erfolgt. Abhängig davon, ob gerade Betten frei sind oder nicht, haben Krankenhäuser dadurch auch noch die Gelegenheit, offene Kapazitäten mit Aufnahmen zum Alkoholentzug aufzufüllen.

Für die Behandlung des Alkoholkranken ist dieses System in hohem Maße schädlich. Letztlich werden Patienten, die »draußen« nicht mehr weiterwissen, mit einer Zurückweisung bestraft, wenn sie sich ordentlich melden, und mit einer Aufnahme belohnt, wenn sie sich bewusst betrinken, selbst schädigen oder einen Suizid androhen.

Insofern muss es für alle Professionellen, die den langfristigen Verlauf im Blick haben, von hohem Interesse sein, gesundheitsförderliches Verhalten zu unterstützen und die professionellen Hilfen nicht durch selbstschädigendes Verhalten und absichtliche Vollrauschzustände steuern zu lassen. Die Betreffenden dürfen für ihr dysfunktionales Verhalten nicht auch noch belohnt werden.

Eine an der Klinik für Psychiatrie und Psychotherapie Bethel seit Jahren bewährte Praxis besteht darin, Suchtpatienten bei manipulativem Umgang mit Suizidandrohungen und Vollrauschzuständen ambulant auszunüchtern und seelisch zu stärken, um sie dann, sobald Geh- und Stehfähigkeit wieder bestehen und eigenverantwortliches Handeln erwartet werden kann, wieder zu entlassen. Quasi komplementär werden die Patienten zu geordneten Aufnahmen ermutigt. In ambulanten Vorgesprächen wird dann abgestimmt, was während des geplanten Aufenthalts erreicht werden und wie lange der Aufenthalt dauern soll.

FÜNF-TAGE-REGELUNG Patienten, die außerhalb der Klinik nie »trocken« bleiben, werden in eine »Fünf-Tage-Regelung« überführt. Sie erhalten die Möglichkeit, einmal pro Monat nach vorheriger Anmeldung für fünf Tage zum stationären Entzug zu kommen. In dieser Zeit findet ein körperlicher Entzug mit medizinischem Check-up statt. An den Patienten werden keine besonderen Erwartungen gestellt. Gleichzeitig wird bei jedem Aufenthalt geprüft, ob sich neue Behandlungsperspektiven ergeben haben, die einen längeren Aufenthalt rechtfertigen könnten. Abseits der vereinbarten fünf Tage werden die Patienten konsequent ambulant geführt und eine stationäre Aufnahme wird nach Kräften vermieden. Ausnahmen werden nur in erheblich selbst- und fremdgefährdenden Problemlagen gemacht, die dem geschilderten Vorgehen im Wege stehen könnten.

Die Erfahrung zeigt, dass die chronisch suchtkranken Patienten die Logik des vorgegebenen Prozederes sehr bald gut verstehen, sich geordnet zu den zugestandenen Fünf-Tage-Aufenthalten einmal im Monat melden und die Klinik sonst eher meiden. Notaufnahmen dieser chronischen Patienten konnten dadurch auf ein Minimum reduziert werden. Die stationäre Gesamtbehandlungszeit dieser Personengruppe hat sich im Vergleich reduziert. Das gilt vermutlich auch, wenn man berücksichtigt, dass ein Teil dieser Patienten gegebenenfalls in Allgemeinkrankenhäuser ausweicht. Langfristig wirksam können solche Vorgehensweisen im Einzelfall nur sein, wenn alle Leistungsanbieter aus dem Gesundheitssystem abgestimmt handeln.

SELBSTHILFE Das Selbsthilfepotenzial von Menschen mit Suchterkrankungen wird oft unterschätzt. Befragt man Menschen, die eine Alkoholabhängigkeit überwunden haben, rückblickend danach, welche Hilfen sie in Anspruch genommen haben, so haben 80 Prozent der erfolgreich genesenen Patientinnen und Patienten das Ziel *ohne* professionelle Hilfe erreicht (Rumpf u.a. 2009). Verantwortlich dafür war in der Regel ein motivierendes Lebensereignis (Partnerschaft, Geburt eines Kindes etc.). Daraus lässt sich ablesen, dass häufiger als vermutet die Lösung in den Betroffenen selbst verborgen ist. Zudem wissen die Personen in vielen Fällen vermutlich selbst besser als die Helfenden, wohin der Weg gehen muss.

Psychiatrisch Tätige sollten gezielt nach jenen Aspekten im Leben der Erkrankten suchen, für die es sich subjektiv lohnen würde, auf den Alkohol zu verzichten bzw. den Konsum zumindest erheblich zu reduzieren.

Die weiter oben angesprochenen traditionellen Selbsthilfegruppen verstehen sich als Teil des institutionellen Hilfesystems und arbeiten eng mit Beratungsstellen und Fachkliniken zusammen. Das Bekenntnis zur Abstinenz ist die gemeinsame Idee, auf die die Arbeit dieser Gruppen aufbaut. In dieser Form haben sie für das abstinenzorientierte Suchthilfesystem weiterhin eine große Bedeutung. Viele Selbsthilfegruppen stehen nun aber vor einem noch zu bewältigenden Generationenwechsel, weil sie stark »überaltert« sind und manchmal die Erwartungen und Bedürfnisse jüngerer Klienten und Klientinnen nicht mehr treffen. Die angesprochenen Forschungsergebnisse zu den bestehenden Selbsthilfepotenzialen zeigen aber, dass der Stellenwert der Selbsthilfe gar nicht überschätzt werden kann, jedoch neue Initiativen und Ideen nötig sind. So haben unter anderem in Thüringen und in Sachsen ehrenamtliche Helfer aus Selbsthilfegruppen Lotsenfunktionen für hilfebedürftige Suchtkranke übernommen und auf diese Weise den Veränderungswillen der Betroffenen gestärkt. Inzwischen werden vermehrt Vertreter aus der Suchtselbsthilfe im Rahmen der EX-IN-Bewegung als »Genesungsbegleiter« in Kliniken eingesetzt und in den Stellenplan aufgenommen. Solange die Patientinnen und Patienten stabil und abstinent bleiben, stellen sie für die jeweiligen Arbeitsfelder eine große Bereicherung dar. Oft gelingt es trotz guten Willens auf beiden Seiten aber nicht, Genesungsbegleiter nach Rückfällen in ihrer Tätigkeit zu halten, auch wenn das oft sehr wünschenswert wäre. > Selbsthilfegruppen, Seiten 93, 110 ff.

MOTIVATION Das Thema »Motivation« hat die professionelle Suchthilfe bis in die Neunzigerjahre hinein nicht beschäftigt, weil eine bestehende Abstinenzmotivation Zugangs*voraussetzung* für suchtspezifische Hilfen war. Das Symbol für den Wechsel vom Abstinenzparadigma hin zu einer personenzentrierten Klientenarbeit ist die Motivierende Gesprächsführung (»Motivational Interviewing«, MI) nach William R. Miller und Stephen Rollnick (2009), die inzwischen zur Grundlage vieler psychosozialer Berufsgruppen gehört. MI respektiert die subjektive Haltung des Betroffenen zum Alkoholkonsum, unterstützt unter Verzicht auf konfrontative Strategien aber dabei, die Vor- und Nachteile gegeneinander abzuwägen und Widersprüche zwischen eigenen Lebensansprüchen und dem praktizierten Alkoholkonsummuster deutlich werden zu lassen. Bei dieser verstehenden Zugangsweise wird schnell deutlich, dass Menschen ein Motiv brauchen, um den Alkoholkonsum zu reduzieren oder einzustellen. Dieses Motiv findet sich *im Lebensalltag* der Betroffenen. Der Community Reinforcement Approach (CRA) kann neben anderen lösungsorientierten Therapieansätzen ein Verfahren sein, diese Motive zu bestimmen und nach Wegen zu ihrer Umsetzung zu suchen. > CRA, Seiten 81, 98

Die von Menschen mit übermäßigem Alkoholkonsum entwickelten Probleme nehmen zu, sobald die Konsummengen größer werden und die Trinkdauer länger wird. Für Helfende ergeben sich daraus Anknüpfungsmöglichkeiten. Voraussetzung ist, dass sie bereit sind, das Problem aus der Sicht des Betroffenen zu verstehen und entsprechend Lösungen zu entwickeln. Allerdings steht aus der Sicht des Betroffenen das Alkoholfolgeproblem im Vordergrund, das oft psychosozialer Natur ist und seltener gesundheitliche Hintergründe hat. Wenn der suchtkranke Mensch erkennt, dass er das Alkoholfolgeproblem lösen könnte, wenn er bereit ist, den eigentlichen Ursprung, seinen Alkoholkonsum, infrage zu stellen, lassen sich gemeinsame Veränderungsstrategien erarbeiten.

Aufseiten des Helfers erfordert das eine umfassende Bereitschaft, sich in sehr verschiedenen Lebens- bzw. Arbeitsfeldern kompetent zu machen und Netzwerke zu bilden, um für die individuellen Problemlagen des fortgesetzten Alkoholkonsums Hilfen anbieten zu können. In sehr vielen dieser Situationen ist es wichtig, auch die rechtlichen Hintergründe zu kennen, um fachgerecht Hilfe anzubieten. Wenn der Betroffene erkennt, dass es dem Helfer nicht nur um den Alkoholkonsum geht, sondern auch oder vor allem um die Problemlagen, die den Betroffenen selbst vorrangig beschäftigen, wächst die Bereitschaft zur Zusammenarbeit.

Neben einer professionellen Beziehungsarbeit im Sinne der Motivierenden Gesprächsführung sind aktivierende Handlungsimpulse und eine gute Vernetzung die Schlüsselkompetenzen einer personenzentrierten Suchtarbeit.

Online-Therapie der Alkoholabhängigkeit

Die neuen Medien und das Internet haben zu neuen Süchten geführt, sie haben aber auch neue Behandlungsimpulse gegeben. Bis vor wenigen Jahren galt es als selbstverständlich, dass Psychotherapie und Beratungsgespräche im Face-to-Face-Kontakt stattfinden. Zunächst waren viele Therapeuten noch gehemmt, Handys oder E-Mails zu nutzen, um im Intervall zwischen den verabredeten Gesprächen miteinander in Kontakt zu bleiben. Spätestens durch die Coronakrise hat sich das zunehmend geändert, vor allem über die online-gestützten Videokontakte. Therapeuten, Berater und Sozialarbeiter in der Eingliederungshilfe machen sich über Handy erreichbar und sind so auch in Krisen eher verfügbar. Die E-Mail bietet zudem die Möglichkeit, ständig Nachrichten entgegennehmen zu können, ohne selbst immer persönlich abrufbar sein zu müssen.

Inzwischen haben sich die Möglichkeiten für eine internetbasierte Behandlung weiter differenziert. Im Dienste der Patienten ist es wichtig, diese Möglichkeiten wahrzunehmen und auf ihre Nützlichkeit für das eigene Arbeitsfeld zu überprüfen. Um die Spannbreite bestehender internetbasierter Behandlungsmöglichkeiten zu verstehen, unterteilt man sie am besten in drei Gruppen:

- reine Kommunikationsanwendungen (E-Mail, Chat, Video),
- webbasierte Selbsthilfeprogramme ohne Kontakt zum Therapeuten sowie
- therapeutenunterstützte Selbsthilfeprogramme.

All diese Instrumente können als psychoedukative Intervention, zur Prävention, zur Behandlung und zur Nachsorge bzw. Abstinenzerhaltung eingesetzt werden. Die vorliegenden internationalen Forschungsergebnisse belegen, das internetbasierte Behandlungen gute bis sehr gute Erfolge aufweisen, die mit herkömmlichen ambulanten Kontakten vergleichbar sind. Internetgestützte Selbsthilfeprogramme mit Therapeuten haben sich dabei als sehr viel erfolgreicher erwiesen als reine Selbsthilfeprogramme.

Die Bundeszentrale für gesundheitliche Aufklärung (BzgA) hält seit einigen Jahren die Internetseite www.kenn-dein-limit.de und für Jugendliche die Jugendkampagne »Null Alkohol – Voll Power« (www.null-alkohol-voll-power.de) bereit, auf der man zahlreiche Informationen abrufen kann, einen Selbsttest zur Risikobewertung des eigenen Alkoholkonsums absolvieren kann und Alkoholberatung vermittelt bekommt.

Die erste deutsche Studie zur Online-Therapie der Alkoholabhängigkeit wurde von der Salus-Klinik Friedrichsdorf / AHG Klinik Daun mittels Handy oder Video zur gestützten Nachsorge nach einer Alkoholrehabilitation durchgeführt. Inzwischen haben die Salus-Kliniken in Kooperation mit der AOK Nordost und gefördert durch das Land Brandenburg ein anonymes online-gestütztes sechswöchiges Hilfeangebot zum Selbststudium mit Selbsthilfe-Forum entwickelt, das man unter der Internetanschrift www.selbsthilfealkohol.de abrufen kann.

Die Klinik für Abhängigkeitserkrankungen an der Asklepios Klinik Nord in Hamburg hat ihr Selbsthilfeprogramm »pdfkiwi« unter der Internetanschrift www.weniger-trinken-online.de eingestellt und arbeitet jetzt mit den Online-Einheiten der Firma Minddistrict (www.minddistrict.com). Die in London ansässige Firma mit einer weiten Verbreitung in den Niederlanden bietet verschiedene Module an, zum Beispiel zum Thema weniger Trinken, aber auch zur Stressreduktion oder zum besseren Schlafen. Diese eignen sich nach den Hamburger Erfahrungen zur Behandlungsergänzung für die behandelten Patientinnen und Patienten, die dann weiter regelmäßig »vis a vis« gesehen werden.

Die Universitätsklinik Tübingen hat schließlich ein internetbasiertes Behandlungsprogramm entwickelt, das sich an Schwangere richtet, die Tabak rauchen oder Alkohol trinken. Bisherige Erfahrungen zeigen, dass für diese Frauen das Thema sehr schambesetzt und therapeutisch schwer greifbar ist. Das Internetprogramm bietet den Vorteil der Anonymität, sodass die Hoffnung besteht, dadurch mehr suchtkranke schwangere Frauen erreichen und für eine Konsumveränderung hin zur Abstinenz motivieren und befähigen zu können (www.iris-plattform.de).

Schließlich hat die Klinik für Psychiatrie und Psychotherapie Bethel in Bielefeld gemeinsam mit dem Verein für gemeindeorientierte Psychotherapie e.V. (VGP e.V.) in der Arbeitsgruppe um Martina Bertino, Stephanie Kunz und Martin Driessen ein Online-Therapie-Programm unter dem Akronym RADIUS entwickelt, das auf den Community Reinforcement Approach Bezug nimmt und zusätzlich zu den oben geschilderten Programmbestandteilen motivationsfördernde Zielperspektiven in den Blick nimmt.

Bislang liegen in Deutschland noch kaum Forschungsergebnisse vor. Viele offene Fragen zur Finanzierung, zur Ausbildung von Online-Therapeuten, zu Indikation und Patientenauswahl etc. müssen noch geklärt werden. Es steht aber außer Frage, dass onlinegestützte Therapieangebote in Zukunft eine stetig wachsende Bedeutung gewinnen werden. Wer einen Eindruck davon bekommen möchte, kann sich die Entwicklung in den Niederlanden ansehen, wo Online-Therapie über die Krankenkasse finanziert wird und dadurch eine ungleich größere Verbreitung hat als in Deutschland. Internationale Studien zur internetgestützten Therapie finden sich unter www.beacom.anu.edu.au. Im DiGA-Verzeichnis des Bundesinstituts für Arzneimittel und Medizinprodukte unter https://diga.bfarm.de finden sich die Online-Programme, die inzwischen über die Krankenkassen abgerechnet werden können. Dort findet sich das Internetprogramm »vorvida«, das von Ärzten und Psychotherapeuten verordnet werden kann und dann über die Kasse abgerechnet wird.

Perspektivisch plant die delphi-Projektgesellschaft, gefördert durch das Bundesgesundheitsministerium im Auftrag von 13 Landeskoordinierungsstellen, eine unabhängige, trägerübergreifende DigiSucht-Plattform als Motor für die Weiterentwicklung der digitalen Suchthilfe in Deutschland. Ansprechpartner für DigiSucht ist Frank Leuschner (leuschner@delphi.de). Mit der Aufnahme eines Modellbetriebes ist ab 2023 zu rechnen.

Leben gelingen lassen: Ressourcenorientierung als Strategiekonzept

Alkohol und Erwerbstätigkeit

Die Themen Sucht und Erwerbstätigkeit sind eng miteinander verknüpft. Unter den Patientinnen und Patienten, die eine Alkoholentwöhnung in einer Fachklinik beginnen, ist die Arbeitslosenquote etwa dreimal so hoch wie im Bevölkerungsdurchschnitt, bei chronifizierten Suchtkranken noch deutlich höher. Suchtkranke Menschen, die über eine Erwerbsarbeit verfügen, haben nach einer Langzeittherapie etwa doppelt so große Chancen wie Arbeitslose, abstinent zu bleiben. Allerdings gibt es viele, die Suchtmittel benötigen, um sich entweder für die Arbeit fit zu halten (»Arbeitsdoping« oder »neural enhancement«) oder um nach der Arbeit ausreichend entspannen zu können. Insofern muss das Thema »Arbeit und Beschäftigung« für jeden, der Personen mit Alkoholproblemen helfen will, von großer Bedeutung sein. Gleichwohl kann der Arbeitsmarkt nur Beschäftigte aufnehmen, die ihren Alkoholkonsum unter Kontrolle haben und deren Leistungsfähigkeit nicht durch unkontrollierten oder überhöhten Konsum infrage gestellt ist. Es gibt also ein wechselseitiges Interesse, das Thema gründlich zu bearbeiten.

BEISPIEL

HELFERIN »Herr Müller, jetzt waren Sie sechs Monate lang so gut zurechtgekommen, warum sind Sie denn nach einer so guten Zeit wieder rückfällig geworden?«

HERR MÜLLER »Das Jobcenter hatte mir ja einen Ein-Euro-Job vermittelt. Da habe ich in einer Recyclingfirma gearbeitet und alte Elektrogeräte repariert, die dann preiswert weiterverkauft wurden. Das hat mir richtig Spaß gemacht. Ich habe mich morgens schon gefreut, wenn ich aufgestanden bin, dass ich in die Werkstatt fahren konnte.«

HELFERIN »Aber haben Sie denn keinen Suchtdruck gehabt?«

HERR MÜLLER »Das ging. Morgens, wenn ich los bin, eigentlich gar nicht, da hatte ich nur die Arbeit im Kopf. Aber abends, wenn die Nachbarn kamen und mich zum Bier einladen wollten, da musste ich manchmal mit mir kämpfen. Aber ich wusste ja, dass die in der Firma mich brauchen. Wer soll denn sonst die alten Elektrogeräte fertig machen außer mir?«

HELFERIN »Und was ist jetzt passiert?«

HERR MÜLLER »Letzte Woche ist die Maßnahme vom Jobcenter ausgelaufen. Mein Chef hat gesagt, er würde mich liebend gerne weiterbeschäftigen, aber eine Verlängerung der Maßnahme war nicht möglich und einen festen Job konnte er nicht finanzieren. Das hat mich sehr frustriert. All der Einsatz, und jetzt das ... Als am Montagabend die Nachbarn wieder kamen, habe ich gedacht: Jetzt ist es auch egal, ob du trinkst oder nicht.«

HELFERIN »Ich habe verstanden, wie wichtig Ihnen die Arbeit ist und dass Sie mit Arbeit leichter abstinent leben können als ohne Beschäftigung. Lassen Sie uns nachdenken, welche Möglichkeiten wir haben, Ihre Fähigkeiten wieder so einzusetzen, wie das in dem Ein-Euro-Job gelungen ist.«

FAKTEN Wenn es darum geht, Menschen mit Alkoholproblemen eine Beschäftigung zu geben, muss man wissen, dass die Vermittlungsraten für suchtkranke Arbeitslose schlecht sind. Nach einer stationären Rehabilitation konnten allenfalls 6 Prozent, nach einer ambulanten Rehabilitation rund 18 Prozent der erfolgreich behandelten Patientinnen und Patienten in Arbeit vermittelt werden. Die Chancen von ALG-II-Empfängern sind dabei nicht halb so gut wie die der ALG-I-Empfänger. Reintegrationsmaßnahmen in den Arbeitsmarkt werden von Menschen mit Suchtproblemen doppelt so häufig abgebrochen wie von Menschen ohne Suchtprobleme. Insofern bleibt zwar eine Vermittlung auf den ersten Arbeitsmarkt das oberste Ziel, es ist aber auch wichtig, andere Optionen im Hinterkopf zu behalten.

Um eine sinnstiftende, möglichst bezahlte Beschäftigung zu finden, ist es zunächst entscheidend, in welchem Leistungsbezug die Betroffenen stehen und welche Art von Unterstützung von wem zu erwarten ist.

In vielen Kommunen arbeiten die Jobcenter eng mit der regionalen Suchthilfe zusammen, um direkt suchtspezifische Beratung anbieten zu können. Menschen mit bekannten Suchtproblemen sollen ihren Beitrag dazu leisten, Vermittlungshemmnisse auszuräumen. Wer sich nicht an Eingliederungsvereinbarungen hält, muss mit finanziellen Kürzungen rechnen. Wer innerhalb der bevorstehenden sechs Monate nicht mehr als drei Stunden am Tag arbeiten kann, gilt als erwerbsunfähig und als nicht mehr vermittelbar. Zu diesem Zweck werden vom arbeitsmedizinischen Dienst medizinische Informationen eingeholt und Gutachten erstellt. Vorbehandelnde Ärzte können hier Einfluss auf die Rahmenbedingungen künftiger Beschäftigungsoptionen ihrer Patienten nehmen.

Personen, deren Erwerbsfähigkeit infrage gestellt ist, müssen einen Rentenantrag stellen oder erhalten Grundsicherung von der Kommune. Ein Rentenantrag ist nur möglich, wenn jemand in seinem Arbeitsleben ausreichend Rentenansprüche erworben hat. Wer mit seiner Rente dann immer noch unterhalb der Grundsicherung liegt, erhält eine ergänzende Grundsicherung. Meistens stellt es finanziell keinen Unterschied dar, ob jemand Hartz IV oder Grundsicherung erhält. Allerdings wird bei der Grundsicherung ein eventuell vorhandenes Privatvermögen eher angerechnet als bei Hartz IV. Umgekehrt existieren bei fortbestehenden ALG-Ansprüchen über die Bundesagentur bzw. das Jobcenter auch Möglichkeiten der Förderung durch zeitlich befristete Maßnahmen oder durch die Gewährung von Bildungsgutscheinen für Ausbildungen, Umschulungen und für den Erwerb des Führerscheins, die bei der Grundsicherung so nicht mehr bestehen.

FÜHRERSCHEIN Die mögliche Führerscheinfinanzierung bei entsprechender Beschäftigungsperspektive zum Beispiel als Kurierfahrer soll hier besonders hervorgehoben werden, weil fehlende Mobilität für die Arbeitsvermittlung oft ein großes Hemmnis ist. Umgekehrt stellt die Möglichkeit, wieder ein Kraftfahrzeug führen zu dürfen, gerade für viele Menschen mit Suchtproblemen eine hohe Motivation für eine anhaltende Abstinenz dar. > Mobilität, Seiten 124 f.

Grundsicherung wird gewährt, wenn über eine ärztlich festgestellte gesundheitliche Behinderung Erwerbsunfähigkeit besteht und keine Rente bewilligt ist. Unter diesen Bedingungen kann jederzeit ein Antrag auf Leistungen zur Teilhabe am Arbeitsleben gestellt werden, über den dann die Teilnahme an Programmen der beruflichen Trainingszentren für psychisch erkrankte Menschen, unterstützte Beschäftigung, Umschulungen, Weiterbildungen und eine Beschäftigung in einer Werkstatt für behinderte Menschen (WfbM) möglich werden. Die WfbM-Maßnahmen zeichnen sich dadurch aus, dass sie zeitlich in der Regel nicht befristet sind und gerade bei chronischen Suchtpatienten eher die Aussicht auf eine dauerhaft stabilisierende Perspektive bieten. Wenn die Stabilisierung gut klappt, kann mit Unterstützung des Integrationsfachdienstes auch die Rückkehr auf den allgemeinen Arbeitsmarkt gelingen.

Schließlich muss bedacht werden, ob die Beantragung eines Schwerbehindertenausweises sinnvoll ist. Er bietet für den Arbeitgeber manchmal besondere Fördermöglichkeiten und für den Patienten nach sechs Monaten einen besonderen Kündigungsschutz.

Im geförderten Bereich existiert noch eine Reihe weiterer Möglichkeiten, die gerade für chronische Suchtpatienten eine große Hilfe sein können. So werden von gemeinnützigen Trägern in zunehmendem Maße *Zuverdienstmöglichkeiten* geschaffen, in denen Patienten, die nach § 2 SGB IX oder § 67 SGB XII leistungsberechtigt sind, eine anspruchsvolle Arbeit aufnehmen können. Schließlich sind in den letzten Jahren verstärkt *Integrationsfirmen* gegründet worden. Sie stellen Arbeitsplätze auf dem allgemeinen Arbeitsmarkt zur Verfügung, wo Menschen mit und ohne Behinderung zusammenarbeiten. *Integrationsfachdienste* stehen als Ansprechpartner zur Verfügung, um bei der Vermittlung von chronisch suchtkranken Menschen ohne Beschäftigung behilflich zu sein.

Schließlich gewinnt inzwischen *ehrenamtliche Betätigung* gesamtgesellschaftlich eine zunehmende Bedeutung. Die Mitarbeit bei der »Tafel« oder in der Tierpension verschafft vielen Menschen ohne sinnstiftende Tagesstruktur eine Beschäftigung, die es lohnend machen kann, auf Substanzkonsum zu verzichten.

ERGOTHERAPIE Bei der Herstellung oder Verbesserung der Arbeitsfähigkeit hat sich die Nutzung ergotherapeutischer Behandlungsangebote als sehr hilfreich erwiesen. Im stationären und teilstationären Bereich psychiatrischer Versorgungskliniken ist die *Ergo- bzw. Arbeitstherapie* fester Bestandteil. Wenn der Beitrag der Ergotherapeuten für die weitere Behandlungsplanung ausreichend genutzt wird, können hiermit wichtige Informationen zur Arbeitsdiagnostik gewonnen und weiter genutzt werden.

An der Schnittstelle zwischen Klinikentlassung und Weitervermittlung in längerfristige Arbeits- und Beschäftigungsangebote kann die Verordnung von ambulanter Ergotherapie eine wichtige Übergangsfunktion wahrnehmen. Ergotherapie wird vom Facharzt rezeptiert und kann dann unmittelbar in einer Ergotherapiepraxis gestartet werden. Die Anzahl der verordneten Stunden und die Therapiezeiten können dem aktuellen Vermögen der betroffenen Personen angepasst und schrittweise gesteigert werden.

NETZWERKE Wer suchtkranken Menschen eine Beschäftigung vermitteln will, muss die Kontakte zu jenen Einrichtungen, Institutionen und Arbeitgebern pflegen, die Beschäftigung geben oder beschaffen können. Die Verabredung fester Kooperationsvereinbarungen insbesondere mit dem Jobcenter, aber auch anderen »Playern« der Arbeitsvermittlung erleichtern die Vermittlung im Einzelfall, bilden Routinen und schaffen Vertrauen.

Vermittlung gelingt umso erfolgreicher, je besser vorbereitet die Betroffenen bei der Arbeitsvermittlung auftreten. Ansprechende Bewerbungen, eine nachgewiesene längere Abstinenz, ein verbindliches Hilfenetz und nachhaltiges Engagement auf der Suche nach Arbeit erleichtern einen ersten Zugang bei der Vermittlung in Maßnahmen der Bundesagentur für Arbeit, des Jobcenters oder auch von Zeitarbeitsfirmen. Gut vorbereitete Verabredungen über Beschäftigung und Krisenbewältigung können zum Beispiel in der Integrationsvereinbarung der Jobcenter aufgenommen werden und stärken so die Verbindlichkeit der Zusammenarbeit.

Behörden wie die Bundesagentur oder das Jobcenter sind von der Natur her stärker auf »vorgedachte« Verfahrensabläufe eingerichtet. Ob im Einzelfall kreative Lösungen umsetzbar werden, hängt von dem betreffenden Mitarbeiter ab oder auch vom »Rückenwind« des jeweiligen Vorgesetzten. Es kann aber auch einen großen Unterschied ausmachen, ob man sich als Helfer aktiv am Vermittlungsprozess beteiligt oder nicht. Wer mit in der Verantwortung steht, gesellschaftliche Integration und Bewältigung sozialer Probleme zu fördern, sollte nach Kräften wichtige Gänge zum Amt begleiten. Das stärkt die Kooperation zwischen den Beteiligten und erhöht in aller Regel auch den Ertrag für die Betroffenen.

Die Vermittlung in Beschäftigung ist eine sehr komplizierte und anspruchsvolle Tätigkeit. Die Sozialgesetzgebung ändert sich häufig und die Vermittlung von Maßnahmen seitens des Jobcenters orientiert sich an unterschiedlichen Aspekten, manchmal an ausgewählten Zielgruppen, die zeitlich befristet spezifische Förderungen erhalten, weil bestimmte Projektgelder zur Verfügung stehen, zunehmend mehr aber an der realen Vermittlungschance auf dem ersten Arbeitsmarkt. Insofern lohnt es sich, zu verstehen, welche Interessen die Beteiligten aktuell vorrangig im Kopf haben und welche Interessen, Bedürfnisse und Schwierigkeiten bedient werden müssen. Regelmäßige Kontakte helfen, die Dynamik insbesondere der Arbeitsverwaltung besser zu verstehen.

Helferinnen und Helfer sollten die Bedeutung der Beschäftigung für den Klienten kennen, ihr berufliches Netzwerk zur Verfügung stellen für die Vermittlung und bei wichtigen Anlässen die Betroffenen begleiten.

Alkohol und Wohnen

Ein geordnetes Zuhause ist für jeden Menschen, erst recht für Menschen mit Alkoholproblemen, eine basale Lebensbedingung. Viele von ihnen haben aber kein unterstützendes, förderliches Zuhause. Sie sind wohnungslos, leben bei anderen Personen, die selbst große Probleme haben, oder haben eine eigene Wohnung in Wohnbezirken, in denen reichlich Alkohol und andere Rauschmittel konsumiert werden. Alkohol wird dann zum Instrument, um die Lebensbedingungen ertragen zu können oder in Kontakt mit anderen Menschen zu sein.

Wenn ein Alkoholkranker durch eine qualifizierte Behandlung in einer stationären Einrichtung – im Akutkrankenhaus, in einer Rehabilitationsklinik oder in einer stationären Heimeinrichtung nach § 2 SGB IX oder § 67 SGB XII – in einen stabilen abstinenten Zustand gebracht werden konnte, sind alle Bemühungen schnell umsonst gewesen, wenn die Person wieder in ihr altes Umfeld zurückkehren musste. Die Beschäftigung mit den Wohn- und Lebensbedingungen suchtkranker Menschen muss deshalb für jeden, der mit Suchtklienten arbeitet, ein ganz zentraler Punkt auf der Agenda sein.

BEISPIEL

ARZT »Nun sind Sie schon zum wiederholten Mal volltrunken mit dem Krankenwagen zu uns in die Notaufnahme gebracht worden, obwohl wir Sie gerade erst entlassen hatten. Ich glaube, heute können wir Sie nicht schon wieder aufnehmen, da müssen Sie erst mal wieder nach Hause gehen.«

BETROFFENE »Ich habe aber gar kein Zuhause.«

ARZT »Aber wo schlafen Sie denn nachts?«

BETROFFENE »Die letzte Nacht habe ich draußen im Seiteneingang eines Kaufhauses geschlafen.«

ARZT »Aber warum gehen Sie denn dann nicht wenigstens in die städtische Unterkunft?«

BETROFFENE »Da muss ich mit mehreren anderen Frauen in einem Zimmer schlafen, die alle betrunken sind. Da hab ich Angst. Ich kann nicht mit anderen, die ich nicht kenne, zusammen übernachten, da schlafe ich lieber allein draußen.«

ARZT »Aber draußen regnet es doch und es ist auch ganz kalt.«

BETROFFENE »Deswegen muss ich ja viel Alkohol trinken, dann wird mir warm, denn sonst kann ich auch gar nicht schlafen.«

ARZT »Aber dann werden Sie wieder von jemandem gefunden, durchnässt und durchgefroren und volltrunken, der ruft den Krankenwagen und der bringt Sie dann wieder hierher.«

BETROFFENE »Genau. Ich glaube, so war es jetzt auch wieder.«

ARZT »Ich glaube, dann bleibt uns nichts anderes übrig, als Sie jetzt noch einmal aufzunehmen, aber dann müssen wir mit dem Sozialdienst zügig eine Lösung dafür finden, wo Sie übernachten oder sogar wohnen können. Sonst drehen wir uns ja nur im Kreis. Da erwarte ich aber von Ihnen, dass Sie aktiv mitarbeiten, damit das gelingen kann.«

Wohnungslosigkeit ist für die Gesellschaft schon aus ordnungspolitischer Sicht ein Problem, das unbedingt ausgeräumt werden soll. Niemand soll auf der Straße schlafen müssen. Deswegen hält jede Kommune nach dem Ordnungsbehördengesetz nach Geschlechtern getrennt eine *Obdachlosenunterkunft* bereit, in der sich Menschen ohne Wohnung melden können, um nachts ein Dach über dem Kopf zu haben. Wer sich in einer Stadt anmeldet, ohne eine Wohnung zu haben, hat in den ersten drei Monaten nur reduzierte Versorgungsansprüche.

Das Angebot der Obdachlosenunterkunft richtet sich zunächst an Menschen, die in der betreffenden Kommune gemeldet sind. Alle anderen werden aufgefordert, wieder dorthin zurückzukehren, wo sie zuletzt gemeldet waren. Häufig werden die Betroffenen zunächst in Mehrbettzimmern untergebracht. Oft müssen sie sich tagsüber außerhalb des Gebäudes aufhalten. Zudem ist auch die Obdachlosenunterkunft kostenpflichtig.

Die Unterstützungsleistungen der *Wohnungslosenhilfe* nach § 67 SGB XII sollen helfen, wieder eine eigene Wohnung zu finden. Dafür stehen ambulante Beratungsstellen zur Verfügung, aber auch stationäre Einrichtungen der Wohnungslosenhilfe. Für die Aufnahme dort ist ein Aufnahmeantrag erforderlich, der von einem Sozialarbeiter zum Beispiel aus der Beratungsstelle der Wohnungslosenhilfe oder vom Sozialdienst eines Krankenhauses beim Sozialhilfeträger gestellt werden kann. Traditionell leben die betroffenen Menschen dann einige Monate in einer solchen Einrichtung, um von dort in eine eigene Wohnung vermittelt zu werden.

Sofern in der jeweiligen Kommune wenig Wohnraum zur Verfügung steht, kann die Weitervermittlung sehr problematisch sein. Am meisten Erfolg verspricht es, wenn die wohnungslosen Menschen in einer für sie angemieteten Wohnung dezentral stationär betreut und unterstützt werden und die Wohnung als Mieter übernehmen können, sobald sie sich ausreichend stabilisiert haben. Ist das nicht möglich, müssen die Betroffenen in ihrer neuen Wohnung noch intensiv nachbetreut werden, um auch in dem dann neuen Umfeld zurechtzukommen.

Wenn bei den wohnungslosen Menschen mit Suchtproblemen die seelischen Probleme so groß sind, dass sie aus ärztlicher Sicht den Charakter einer Behinderung haben, können die Betroffenen *Eingliederungshilfe* nach SGB IX in Anspruch nehmen. Im Alltag wird diese Hilfeform in der Regel als *Betreutes Wohnen* bezeichnet. Wenn das Betreute Wohnen in der eigenen Wohnung stattfindet – was häufig der Fall ist –, handelt es sich um eine ambulante Leistung. Gehört die Wohnung dem Träger der

Hilfeleistung, handelt es sich oft um Wohngruppen, die dann meist Teil einer stationären oder zumindest teilstationären Einrichtung sind.

Der Zugang zu Maßnahmen der Eingliederungshilfe lief in Deutschland bisher über die Hilfeplankonferenzen (HPK). In diesem Gremium saßen Kostenträger und Leistungsanbieter an einem Tisch und haben über die geplanten Hilfen beraten, häufig in Anwesenheit des Betroffenen und des vorgesehenen Dienstleisters. Mit dem neuen Gesetz zur Stärkung der Teilhabe und Selbstbestimmung von Menschen mit Behinderungen, kurz BTHG, hat sich das verändert. Nun wird der leistende Rehabilitationsträger in Abstimmung mit den leistungsberechtigten suchtkranken Menschen einen Teilhabeplan entwickeln, an dem sich der Leistungsumfang ausrichtet (Rosemann 2021). Im ambulanten Rahmen werden meistens zwei bis sechs Fachleistungsstunden pro Woche genehmigt, in denen der Betroffene dabei unterstützt werden soll, sich wieder besser ins Alltagsleben zu integrieren.

Hilfen im stationären Bereich sehen oft eine Erreichbarkeit rund um die Uhr vor. Face-to-Face-Kontakte sollen täglich möglich sein. In stark dezentral geführten Einrichtungen mit vielen kleinen Dependancen kann dies ein Problem sein, sodass Terminabsprachen schwierig werden, weil die Betroffenen die Termine nicht einhalten. Am besten funktioniert es, wenn der Träger der Eingliederungshilfe ein Büro in einem Quartier hat und die angemieteten Wohnungen dicht um das Büro angesiedelt sind. So kann sehr flexibel auf individuelle Bedarfe eingegangen werden, ohne dass ein Mitarbeiter immer durch die ganze Stadt fahren muss.

Manchmal tritt zusätzlich zum chronischen Suchtproblem noch eine körperliche Pflegebedürftigkeit hinzu. Wenn die betroffenen Personen dann noch eine eigene Wohnung haben, kann häufig mit Unterstützung von Angehörigen oder Mitbewohnern über vom niedergelassenen Arzt rezeptierte *ambulante Krankenpflegeleistungen* das Verbleiben in der Wohnung gesichert werden. Manche Anbieter verbinden Leistungen der Eingliederungshilfe mit ambulanten Krankenpflegeleistungen und können dadurch auch aus dem ambulanten Setting heraus eine hohe Präsenz absichern. Sofern der Hilfebedarf ambulant nicht abgefangen werden kann, müssen die Betroffenen in eine stationäre *Pflegeeinrichtung*. Dafür muss vorher bei der Krankenkasse eine Pflegestufe beantragt werden. Alten- und Pflegeheime waren über viele Jahre hinweg sehr schlecht auf suchtkranke Bewohner eingestellt. In den letzten Jahren hat sich das *Altenhilfesystem* etwas mehr auf das Thema eingestellt.

Auch im sozialen Bereich bestimmen wirtschaftliche Gesichtspunkte mehr und mehr das Handeln von Kostenträgern und Leistungsanbietern, insbesondere wenn in bestimmten Regionen verschiedene Träger im Wettbewerb miteinander agieren. Abhängig von der wirtschaftlichen Situation der jeweiligen Kommune sind die Leistungsansprüche, die sich aus den §§ 2 SGB IX und 67 SGB XII ergeben, unterschiedlich gut durchsetzbar. Insofern wäre es gut, einen nicht interessegebundenen Coach oder »Casemanager« zu haben, der sich in diesem Dickicht auskennt. Gesetzliche Betreuer oder qualifizierte Kollegen aus dem Sozialdienst psychiatrischer Krankenhäuser nehmen manchmal diese Rolle ein. Oft aber bleibt sie unbesetzt.

Suchtkranke Menschen, die neben ihren psychosozialen Problemen meist multiple Folge- und Begleiterkrankungen haben, sind auf ein kompetentes, verlässliches und neutrales Coaching angewiesen. Im Rahmen des neuen BTHG sollen dafür auch »Ergänzende unabhängige Teilhabeberatungsstellen« (EUTB) eingerichtet werden. In den kommenden Jahren wird das die professionellen Helfer, die bislang den Beantragungsprozess mehr oder weniger interessengeleitet unterstützt und begleitet haben, kaum entlasten können.

Alkohol und persönliche Mobilität

Jeder elfte Verkehrstote in Deutschland verliert sein Leben im Zusammenhang mit Alkoholkonsum. In Österreich waren 2011 von 523 Todesopfern im Straßenverkehr 51 durch Alkoholisierung verursacht (Bundesministerium für Gesundheit 2009, S. 70). 2010 haben dort etwa 20.000 Personen ihren Führerschein aufgrund von Alkoholkonsum verloren, in Deutschland 2013 knapp 60.000. Dabei geht man davon aus, dass von dreihundert Trunkenheitsfahrten nur *eine* polizeilich auffällig wird. Man kann daraus ableiten, dass viele Verkehrstote verhindert werden könnten, wenn es gelänge, alkoholfreies Fahren zum Standard zu erheben.

Gleichzeitig wirkt die Situation aus der Perspektive des angetrunkenen Kraftfahrers so, dass das Fahren unter Alkoholeinfluss schon so oft gut gegangen und unerkannt geblieben ist, sodass die Hemmungen gering sind, es wieder zu tun. Die Alltagserfahrung im Umgang mit Menschen mit Alkoholproblemen zeigt, dass der Appell an das Verantwortungsgefühl selten ausreicht, um sie vom Fahren unter Alkoholeinfluss abzuhalten. Soziale Kontrolle funktioniert nur dann, wenn das Umfeld Verantwortung übernimmt und die angetrunkenen Autofahrer aktiv vom Fahren abhält. Vermutlich passiert das zu selten.

Die Situation ändert sich sofort, wenn die Personen beim Fahren auffällig geworden sind und den Führerschein abgeben mussten. In dieser Situation sind viele bereit, sich kritisch mit dem eigenen Alkoholproblem auseinanderzusetzen.

BEISPIEL

HELFERIN »Was bedrückt Sie denn aktuell in Ihrem Leben am meisten?«

BETROFFENER »Dass ich nicht mehr Auto fahren darf, macht mich ganz verrückt. Sie müssen sich mal überlegen, ich bin Kfz-Mechatroniker, Autos sind mein Beruf und mein Hobby. Und jetzt soll ich mit der Straßenbahn zur Arbeit fahren?«

HELFERIN »So ganz gut vertragen sich Alkoholkonsum und das Auto als Hobby und Beruf nicht, oder?«

BETROFFENER »Ich sehe das ja jetzt auch, dass das nicht in Ordnung war, angetrunken Auto zu fahren. Ich hätte aber auch nicht gedacht, dass ich 2,2 Promille hatte, als mich die Polizei in der Nacht angehalten hat. Das würde ich so sicher nie wieder tun.«

HELFERIN »Sie wissen ja, dass Sie die Chance haben, Ihren Führerschein zurückzubekommen, wenn Sie eine Therapie machen, danach eine einjährige Abstinenz nachweisen können und dann die Medizinisch-Psychologische Untersuchung (MPU) bestehen. Das wird Ihnen aber nur gelingen, wenn Sie im Umgang mit dem Alkohol eine 180-Grad-Wendung machen, und zwar nicht nur für ein Jahr, sondern auch darüber hinaus.«

BETROFFENER »Ich will Ihnen was sagen: Ich trinke wirklich gerne Alkohol, sogar sehr gerne. Aber das Autofahren ist mir noch wichtiger. Ich habe mir das lange überlegt: Ich will versuchen, ohne Alkohol klarzukommen, selbst wenn ich meinen gesamten Freundeskreis dafür umkrempeln muss. Meine Freundin hat gesagt, sie will mir auch dabei helfen.«

HELFERIN »Das beeindruckt mich. Wenn Sie mögen, helfe auch ich Ihnen dabei. Ich habe mich mit dem Thema intensiv beschäftigt. Die Wiedererlangung des Führerscheins nach einer solchen Trunkenheitsfahrt ist nämlich tatsächlich ein richtiges ›Projekt‹, das gut geplant und vorbereitet sein will.«

Wer Menschen mit Führerscheinentzug helfen möchte, muss sich in diesem Bereich gut auskennen oder gut vernetzt sein.

VORGEHEN »Fahrtüchtigkeit« beschreibt die Fähigkeit, situativ ein Kraftfahrzeug führen zu können. Die Fahrtüchtigkeit kann eingeschränkt oder ganz aufgehoben sein, wenn wichtige Fähigkeiten, die für das Autofahren erforderlich sind, in der Situation nicht verfügbar sind. Dazu gehört es, gut sehen und hören zu können, ausreichend wach und aufmerksam zu sein sowie die eigene Motorik gut kontrollieren zu können. Wer unter Alkoholeinfluss steht, büßt solche Fähigkeiten ein.

Der Begriff der Fahreignung geht davon aus, dass das Fahren mit einem Kraftfahrzeug nicht nur Fähigkeiten erfordert, sondern auch in der Person liegende Eigenschaften als Grundlage für ein eigenverantwortliches Verhalten. Dazu gehören Impulskontrolle, die Bereitschaft, auf andere Rücksicht zu nehmen, und sich an aufgestellte Regeln zu halten. Solange jemand seinen Führerschein besitzt, wird davon ausgegangen, dass eine Fahreignung vorliegt. Wenn Zweifel an der Fahreignung oder der Fahrtüchtigkeit auftauchen, wird bei dem Betroffenen eine MPU durchgeführt. Dabei wird die Fahrtüchtigkeit in verschiedenen Leistungstests überprüft. Von der Fahreignung macht sich der Verkehrspsychologe in einem Gespräch ein Bild.

FAHREIGNUNGSPRÜFUNG Ist einer Person der Führerschein aufgrund einer Trunkenheitsfahrt bei 1,6 Promille oder mehr oder in einem Wiederholungsfall auch bei geringerer Promillezahl entzogen worden, kann sie den Führerschein erneut erwerben. Sie muss sich dann auf eine MPU vorbereiten. Dafür müssen die folgenden Punkte geklärt werden:

Zunächst einmal muss geklärt werden, ob jemand grundsätzlich die Möglichkeit hat, seinen Führerschein zurückzuerhalten oder nicht, und wenn ja, unter welchen Bedingungen. Dafür müssen alle Unterlagen der Behörden und gegebenenfalls des Gerichts vorliegen und gesichtet werden. Dann muss geklärt werden, welche Vorleistungen der Betroffene erbringen muss, um den Führerschein zurückzuerhalten. Im Mittelpunkt steht dabei unter anderem die Frage, ob eine Rehabilitationsbehandlung oder eine vergleichbare suchttherapeutische Maßnahme zum Erfolg führen kann und ob er einen einjährigen Abstinenznachweis liefern muss. Eine völlige Alkoholabstinenz wird immer dann gefordert, wenn von einer Alkoholabhängigkeit ausgegangen wird. Die gilt als hoch wahrscheinlich, wenn die Person mit 1,6 Promille oder mehr auffällig geworden ist. Sie gilt als gegeben, wenn eine Alkoholabhängigkeit in der Vergangenheit ärztlich diagnostiziert wurde.

Wer als alkoholabhängig im beschriebenen Sinne gilt, muss eine MPU bestehen, um den Führerschein zurückzuerhalten. In den Richtlinien der Fahrerlaubnisverordnung (FeV) ist aufgelistet, was im Regelfall von alkoholabhängigen Personen erwartet wird, die ihre Fahreignung nachweisen wollen:

- eine ambulante, ganztägig-ambulante oder stationäre Entwöhnungsbehandlung,
- eine nach CTU-Kriterien (»Chemisch-toxikologische Untersuchung«) nachgewiesene einjährige Alkoholabstinenz und
- empfohlen wird die Teilnahme an einem Kursus für alkoholauffällige Kraftfahrer.

Insofern muss geklärt werden, wo und wann jemand eine Rehabilitationsbehandlung machen, wo und wie jemand seine Abstinenz nachweisen und wo er den genannten Kurs machen kann.

Die medizinische Rehabilitationsbehandlung wird von einer Suchtberatungsstelle beantragt. Die Kosten übernimmt bei Genehmigung der Rentenversicherer oder nachrangig die Krankenkasse, sofern auch eine medizinische Indikation zur Behandlung vorliegt. Die weiter oben angesprochenen Maßnahmen sind recht kostspielig. Der angesprochene Kurs – am besten bei einer Beratungsstelle, sonst beim TÜV oder bei kommerziellen Anbietern – kostet in Deutschland etwa 500 bis 3.000 Euro, die Labortests auf Alkohol zwischen 550 und 800 Euro. Zudem kostet die Gutachtengebühr für die MPU-Prüfung ca. 650 Euro und die Anmeldung zur Wiedererteilung der Fahrerlaubnis zwischen 120 und 250 Euro. Insgesamt ist von Kosten in Höhe von mindestens 2.000 Euro auszugehen (Stand: 2022). Kosten im Rahmen eines möglichen Strafverfahrens wegen einer Trunkenheitsfahrt kommen gegebenenfalls noch hinzu.

Die Finanzierung der angegebenen Kosten muss vor Beginn der Bemühungen geklärt werden. Wenn nachgewiesen werden kann, dass über den Führerschein ein festes Jobangebot gesichert werden könnte, übernehmen manchmal die Jobcenter die Finanzierung des Führerscheins. Die Marianne-von-Weizsäcker-Stiftung gibt für Suchtkranke preisgünstige Kredite, wenn eine berufliche Tätigkeit in Aussicht steht.

Für die Planung der Vorbereitung auf die MPU ist besonders wichtig, dass der Teilnehmende weiß, ob er eine einjährige Abstinenz nachweisen muss oder nicht. Manchmal ist das eindeutig, manchmal auch nicht. Im Zweifelsfall sollte man sich bei der Stelle, bei der die MPU durchgeführt werden soll, vor Beginn der Vorbereitungszeit beraten lassen. Für den Nachweis einer Abstinenz reicht es nicht mehr aus, vom Hausarzt normale Leberwerte bestätigen zu lassen. Stattdessen müssen Urinproben von einer berechtigten Stelle abgenommen und in einem akkreditierten Labor auf Ethylglucuronid (EtG) untersucht werden. In der Regel werden sechs unangemeldete Proben innerhalb eines Jahres gefordert. Die Person muss sich für einen regelhaften Ablauf immer erreichbar halten und Abwesenheiten vorher absprechen. Wird einer dieser Punkte nicht beachtet, kann es passieren, dass das Abstinenzjahr nicht anerkannt wird und neu begonnen werden muss. Alternativ zu den Urinproben kann der Abstinenznachweis auch über Haarproben erbracht werden.

Ist das Wiedererlangen des Führerscheins geschafft, gibt es von offizieller Seite keine Nachkontrollen mehr.

Leider ist es nicht selbstverständlich, dass Menschen mit Alkoholproblemen nach bestandener MPU mit gleicher Konsequenz abstinent leben wie in dem Bewährungsjahr. Viele sind dann so euphorisch, dass sie glauben, sie könnten Konsum und Fahren nach dem Abstinenzjahr besser trennen. Häufig ist das ein Ausdruck von Selbstüberschätzung. Wer in diesen Phasen professionell mit Suchtkranken zu tun hat, sollte alles daransetzen, die Betroffenen dazu zu ermahnen, sich verantwortungsbewusst zu verhalten, und klare Absprachen treffen, was toleriert werden kann und wo der Datenschutz aufhört.

Abstinenz ist für Suchtkranke nicht nur zwingend, wenn sie sich auf eine MPU vorbereiten, sondern vor allem nach dem Wiedererhalt des Führerscheins. Fahren unter Alkoholeinfluss oder im Alkoholentzug ist kein Kavaliersdelikt, auch wenn es bei wiederholten Trunkenheitsfahrten nicht aufgefallen ist. Rein rechtlich sind die Fahrenden dafür verantwortlich, moralisch aber alle, die davon wissen!

Alkohol und persönliche Freiheit

Haftvermeidung

Etwa 30 Prozent aller Körperverletzungsdelikte werden in Deutschland unter Alkoholeinfluss begangen. Ähnlich hohe Quoten gelten auch für andere Deliktarten. Insofern kommt es recht häufig vor, dass sich suchtkranke Straftäter vor einem Gericht für ihr strafbares Handeln rechtfertigen müssen. Für die urteilenden Richter ist es bei dieser Personengruppe bezüglich der Rechtsfolgen von großer Bedeutung, ob jemand an seinem Alkoholproblem gearbeitet hat und ob zu erwarten ist, dass es zu vergleichbaren Handlungen nicht mehr kommen wird. Die Angeklagten stehen durch die bevorstehende Gerichtsverhandlung oft sehr unter Druck und sind in dieser verwundbaren Phase für eine Veränderung ihres Substanzkonsums oft gut ansprechbar. Insofern ist es sinnvoll, wenn sich Helfende offensiv einschalten und das »offene Fenster« nutzen. Voraussetzung ist auch hier, die wichtigsten Grundlagen zu kennen oder das eigene Netzwerk zu nutzen, um die gewünschten Veränderungsprozesse beim Klienten anzuregen.

BEISPIEL

HELFER »Ich habe gestern erst mitbekommen, dass Sie in sechs Wochen noch eine Gerichtsverhandlung haben. Davon haben Sie mir bisher gar nichts erzählt.«

BETROFFENER »Sie haben recht. Aber ich habe das immer etwas zur Seite geschoben, weil ich ja eigentlich noch unter Bewährung stehe und jetzt wahrscheinlich wieder bei derselben Amtsrichterin lande. Die hat mir beim letzten Mal schon gesagt, dass das jetzt meine letzte Chance sei, und das ist erst acht Monate her. Beim Bewährungshelfer habe ich morgen wieder einen Termin.«

HELFER »Was wollen Sie denn jetzt machen? Das hört sich ja fast so an, als würden Sie damit rechnen, wirklich wieder in Haft zu müssen.«

BETROFFENER »Ich schlaf auch schon ganz unruhig. Den letzten Termin beim Anwalt habe ich außerdem verpasst und den letzten Brief von der Staatsanwaltschaft habe ich gar nicht geöffnet.«

HELFER »Wir haben solche Fälle hier schon häufiger gehabt. Am besten rufen wir als Erstes Ihren Bewährungshelfer an, mit dem sind Sie doch immer gut klargekommen. Und mit Ihrem Anwalt haben wir auch schon in anderer Sache Kontakt gehabt. Wir müssten mal alle Unterlagen sichten: das letzte Urteil, die Anklageschrift und ihr Vorstrafenregister, und dann müssen wir sehen, was Sie da noch bewirken können, wenn Sie sich jetzt mal wirklich zusammenreißen. Manche Sachen haben Sie doch zuletzt ganz gut gemacht.«

BETROFFENER »Mit den Sozialstunden habe ich jetzt endlich angefangen, der Hausmeisterjob macht mir auch Spaß. Zur Entgiftung habe ich mich selbst gemeldet und bin schon zwei Wochen völlig abstinent. Das Altenheim, in dem ich die Sozialstunden mache, hat mir gesagt, dass sie mir, wenn ich so weitermache, vielleicht sogar einen richtigen Job anbieten.«

HELFER »Das hört sich doch gar nicht so schlecht an. Wichtig ist, dass Sie jetzt am Ball bleiben, Ihre Termine verlässlich wahrnehmen und ordentlich die Sozialstunden weitermachen. Wir rufen dann mal gemeinsam Ihren Bewährungshelfer und Ihren Anwalt an, und dann überprüfen wir, was Sie tun können, um die Haft zu vermeiden. Die Unterstützung, wie Sie weiter abstinent bleiben können, bekommen Sie von uns. Was genau das Richtige für Sie ist, um Ihre zweiwöchige Abstinenz möglichst weit zu verlängern, überlegen wir gleich mal.«

Das Beispiel zeigt, dass es nicht darum geht, die Verantwortung für die begangenen Straftaten zu relativieren. Im Gegenteil: Der suchtkranke Straftäter soll seine Fähigkeiten nutzen, sich als handelndes und mitverantwortliches Mitglied der Gesellschaft zu begreifen. Dabei sind gute Vorsätze zu wenig. Es zählen Taten!

Strafverfahren sind für die Betroffenen immer unangenehm. Für Suchtkranke können sie zur Zäsur werden auf dem Weg in ein selbstverantwortetes suchtmittelfreies Leben, wenn sie sich in die Pflicht nehmen lassen. Rechtsfolgen von Straftaten suchtkranker Straftäter sollten so gestaltet werden, dass sie die Täter dauerhaft motivieren, sich suchtmittelfrei und damit oft auch straffrei zu verhalten.

Strafverfolgung und Klärung der Schuldfähigkeit

Wenn jemand eine Straftat begangen hat, werden seitens Polizei und Staatsanwaltschaft Ermittlungen gegen den Tatverdächtigen eingeleitet. Verdichten sich nach der Vernehmung des Tatverdächtigen und der Zeugen die Hinweise auf die Täterschaft der betroffenen Person, reicht die Staatsanwaltschaft beim Gericht eine Anklageschrift ein, in der der Tatvorwurf beschrieben und eine Gerichtsverhandlung beantragt wird. Wenn das Gericht die Anklageschrift zulässt, legt es die Termine für die Gerichtsverhandlung fest, in der alle für die Verhandlung relevanten Beteiligten noch einmal auftreten und befragt werden.

Wer der Tat überführt und als voll schuldfähig eingestuft wird, wird nach den Vorgaben des Strafgesetzbuches (StGB) verurteilt, entweder zu einer Freiheitsstrafe oder zu einer Geldstrafe. Eine Freiheitsstrafe von bis zu zwei Jahren kann für eine definierte Dauer zur Bewährung ausgesetzt werden (zum Beispiel zwei Jahre Strafe auf drei Jahre Bewährungszeit). Eine *Geldstrafe* kann auf Antrag später in *Sozialstunden* umgewandelt werden. Wer die Geldstrafe nicht bezahlt und keine Sozialstunden ableistet, muss damit rechnen, eine »Ersatzfreiheitsstrafe« absitzen zu müssen. Der Tagessatz wird schon im Urteil festgelegt.

Wer eine Haftstrafe antreten muss, erhält einen *Stellungsbefehl*, eine Art Einladung zum Haftantritt. Wer den Stellungsbefehl unentschuldigt ignoriert, wird zur Fahndung ausgeschrieben und per Haftbefehl gesucht. Ab diesem Zeitpunkt müssen die Betroffenen damit rechnen, an jedem beliebigen Ort aus dem Stand heraus von der Polizei verhaftet zu werden. Der Versuch, die Inhaftierung eines per Haftbefehl gesuchten verurteilten Straftäters zu verhindern, gilt als *Strafvereitelung* und ist seinerseits strafbar. Das gilt auch für medizinische und therapeutische Behandlungs- und Versorgungseinrichtungen bzw. ihre Mitarbeiter.

Sollten Zweifel an der *Haftfähigkeit* bestehen, muss das ärztlich geprüft werden. In der Regel sorgt dann die Justiz dafür, dass die Betroffenen unter Haftbedingungen die notwendige medizinische Behandlung erhalten. Wenn tatsächlich aus medizinischen Gründen keine Inhaftierung möglich ist, kann die Staatsanwaltschaft den Haftbefehl aussetzen.

Eine Verurteilung eines Straftäters erfolgt nur dann, wenn er als schuldfähig eingestuft wird. Sofern der Täter aber im Sinne der §§ 20, 21 StGB durch seelische Störungen zum Tatzeitpunkt in seiner *Einsichts- und Steuerungsfähigkeit* erheblich beeinträchtigt war, kann das Grund für eine Reduzierung des Strafmaßes sein. Bei alkoholkranken Straftätern wird das bedeutsam, wenn sie zum Tatzeitpunkt entweder stark alkoholisiert oder stark entzügig waren bzw. starke Angst vor einem Entzug gehabt haben. Im »Vollrausch« kann jemand sogar als voll schuldunfähig eingestuft werden. In einem solchen Fall hat das Gericht die Möglichkeit, den Vollrausch nach § 323 a StGB selbst zur Straftat zu erklären. Der Gesetzgeber hat diese umstrittene Rechtskonstruktion geschaffen, damit Menschen, die im Vollrausch ahndungsbedürftige Straftaten begangen haben, überhaupt zur Rechenschaft gezogen werden können.

Unterbringung im Maßregelvollzug

Wenn ein Straftäter nachweislich alkoholkrank ist und durch die Alkoholerkrankung immer wieder Straftaten begeht, kann das Gericht nach § 64 StGB die *Unterbringung in einer forensischen Klinik* anordnen, wenn zu erwarten ist, dass der Betroffene sonst weitere Straftaten begehen würde. Zusätzlich muss allerdings eine berechtigte Aussicht bestehen, dass der Betroffene von der Therapie profitiert.

Die Überprüfung der aufgeworfenen Fragen übergibt das Gericht an einen psychiatrischen Gutachter, der den Betroffenen bezüglich seiner Schuldfähigkeit und zu den Voraussetzungen des § 64 StGB untersucht. Sieht das Gericht die Voraussetzungen als gegeben an, ordnet es die Unterbringung in einem forensischen Krankenhaus an. Forensische Kliniken sind auf suchtkranke Straftäter spezialisierte Fachkrankenhäuser mit hohem fachlichem Standard. Im Gegensatz zur Regelversorgung bestehen in der Forensik erhebliche Einschränkungen der persönlichen Freiheit der Untergebrachten. Neben dem Besuchsrecht und den Unterbringungsbedingungen gilt das vor allem für die Bewegungsfreiheit.

LOCKERUNGEN Abhängig vom Therapieverlauf werden Lockerungsstufen gewährt, durch die den Untergebrachten schrittweise mehr Eigenverantwortung zurückgegeben wird. Die forensische Behandlung für alkoholabhängige Patienten nach § 64 StGB in den angesprochenen Kliniken des Maßregelvollzugs gilt unter den Fachleuten als die aufwendigste und intensivste aktuell verfügbare therapeutische Suchtbehandlung. Trotzdem oder gerade deswegen schaffen es nur etwa 50 Prozent der Alkoholkranken, diese Behandlung regulär abzuschließen. Bei den anderen wird die »Maßregel« nur »erledigt«, das heißt, sie müssen die noch offene Zeit bis zum letzten Tag in Strafhaft absitzen. Forensische Ambulanzen übernehmen in vielen Bundesländern die Nachsorge für die aus den forensischen Kliniken entlassenen suchtkranken Patienten. Vonseiten der Justiz werden ambulant geführte forensische Patienten ebenso wie die »Endverbüßer« von einer Führungsaufsicht begleitet, die auch dem psychosozialen Hilfesystem als Ansprechpartner dienen kann.

Von besonderem Interesse für den Umgang mit suchtkranken Straftätern ist die Anordnung einer Bewährungsstrafe. Eine Haftstrafe wird nur dann zur Bewährung ausgesetzt, wenn berechtigte Hoffnung besteht, dass der Betroffene keine neuen Straftaten begeht. Zur Wiedergutmachung der begangenen Taten und zur Vorbeugung gegen neue Straftaten erhält der Betroffene stattdessen *Bewährungsauflagen* und Weisungen, zum Beispiel ein bestimmtes Wohn- oder Betreuungsangebot zu nutzen. Die Einnahme von Medikamenten gegen den Willen des Betroffenen kann nicht Teil einer Bewährungsauflage sein. Die Bewährung wird kontrolliert und begleitet vom Ambulanten Sozialen Dienst der Justiz, den Bewährungshelfern.

Im Rahmen der Handlungsempfehlungen zur Unterstützung der Betroffenen ist es im ersten Schritt wieder nötig, zu allen wichtigen Schriftstücken bezüglich des laufenden Strafverfahrens Zugang zu bekommen. Am einfachsten gelingt das, wenn man früh die Kooperation mit Bewährungshelfer und Rechtsanwalt sucht. Danach muss geklärt werden, was im laufenden Verfahren zur Verhandlung steht und welche Handlungsspielräume bestehen. Das hängt wiederum davon ab, ob die neue Straftat unter laufender Bewährung begangen worden ist, wie schwer die neue Straftat wiegt und ob noch weitere Straftaten offen sind. Bewährungshelfer und gegebenenfalls Rechtsanwälte können meist recht gut einschätzen, ob es sich für den Betroffenen auszahlen würde, durch ein besonderes Engagement in eigener Sache, durch konstruktive Lebensgestaltung in der Gegenwart sowie verbindliche, realistische und belastbare Planungen für die Zukunft auf ein günstiges Urteil hinzuarbeiten.

Vorbereitung auf die Gerichtsverhandlung

Wenn die Möglichkeit besteht, durch ein besonderes Engagement die Chancen auf ein günstiges Urteil zu verbessern, sind Klienten in der Zeit bis zur Verhandlung für eine konstruktive Zusammenarbeit gut erreichbar. Sie benötigen jetzt Unterstützung dabei, gute Absichten in praktisches, nachweisbares Handeln umzusetzen. An erster Stelle steht dabei ein möglichst umfassender Abstinenznachweis. Der kann dadurch erbracht werden, dass die Klienten sich täglich in einer therapeutischen Einrichtung vorstellen und mittels eines Alkoholtestgeräts ihre Abstinenz nachweisen. Die kontinuierliche Dokumentation der Abstinenz auf dem Laufzettel mit Stempel und Unterschrift motiviert die Klienten zur Fortsetzung und ist später in der Gerichtsverhandlung als Nachweis gelebter Verhaltensänderung nutzbar. Ergänzend ist zur Sicherung der Abstinenz auch eine Einstellung auf Disulfiram denkbar. > Disulfiram, Seiten 96 f., 142

Für das Gericht wichtig ist der Nachweis eines festen Wohnsitzes, am besten mit verbindlicher therapeutischer Unterstützung durch Eingliederungs- oder Wohnungslosenhilfe. Wem es zudem gelingt, eine regelmäßige Beschäftigung und/oder eine die Abstinenz stützende Partnerschaft nachzuweisen, hat beste Karten, eine Inhaftierung zu vermeiden. Wichtig ist es vor allem, nicht erledigte Sozialstunden anzugehen und abzuleisten, damit die Betroffenen zumindest von dieser Seite her mit »weißer Weste« dastehen. Was gelungen ist oder als unterstützend gewertet werden kann, sollte entweder gut dokumentiert oder persönlich in das Verfahren eingebracht werden. Vorausgesetzt, der rechtliche Ermessensspielraum lässt dies zu, dann verhängen die Gerichte selten Gefängnisstrafen, wenn die Gefahr besteht, dass dadurch gelingende Lebensentwürfe wieder Makulatur werden.

Sollte die Zusammenarbeit mit Bewährungshilfe und Rechtsanwalt sowie der Abstimmungsprozess mit Gericht und Staatsanwaltschaft gut gelingen und der Betroffene selbst ausreichend Eigenengagement eingebracht haben, dann sind die Chancen gut, dass die bewährten Elemente der Stabilisierung vom Gericht in einen Bewährungsbeschluss übernommen werden. Damit fällt der größte Druck vom Klienten zunächst ab. In dieser Phase geht es dann darum, die Fortsetzung der bewährten Stabilisierungselemente zu sichern. Die Bewährungsstrafe allein reicht dafür allerdings in der Regel nicht aus. Die Betroffenen müssen die Überzeugung gewonnen haben, dass sie von dem veränderten Leben selbst auch einen großen Profit haben. Bewährungshilfe und psychosoziale Hilfen sollten über die Verhandlung hinaus gut miteinander in Kontakt bleiben und mögliche Krisen – etwa in einer Krisenvereinbarung – ausreichend gut vorbesprochen haben.

Selbst wenn suchtkranke Straftäter eine Inhaftierung gerne vermeiden möchten, so suchen viele von ihnen doch oft zunächst nach einem Weg, keine grundsätzlichen Verhaltensänderungen einbringen zu müssen. Manchmal lassen sie es einfach darauf ankommen, über persönliche Betroffenheit und vielfältige Versprechungen die Richter doch zu einer Aussetzung der Strafe zur Bewährung zu bewegen. Manchmal gelingt es den Rechtsanwälten auch, den Nachweis einer Tat infrage zu stellen, sodass die Täter keine Verantwortung für ihr Handeln übernehmen müssen und am Ende sogar freigesprochen werden.

Unabhängig davon, wie eine Straftat im Rechtssystem oder im sozialen Umfeld des Betreffenden bewertet wird, sollten psychiatrisch Helfende die Verantwortungsübernahme für eigenes Handeln in den Fokus stellen.

Das angedeutete Prozedere zur Unterstützung kann nur ein Angebot an die Betroffenen sein. Angenommen wird es lediglich von einer Teilgruppe, die ein Grundinteresse daran hat, am eigenen Lebensstil etwas zu verändern. Zudem erweist es sich immer wieder als sehr problematisch, dass die Nichteinhaltung von Bewährungsauflagen nicht oder nur mit großer zeitlicher Verzögerung juristisch beantwortet wird. Eine Inhaftierung bei Nichteinhaltung von Bewährungsauflagen erfolgt oft nur dann, wenn es zu erneuten Straftaten gekommen ist. Dadurch werden die Bewährungsauflagen von vielen suchtkranken Straftätern nicht wirklich ernst genommen. Das ändert sich jedoch sofort, wenn sich ein zuständiger Richter die Einhaltung der erteilten Auflagen zur persönlichen Aufgabe macht. Das ist im Jugendstrafrecht stärker verankert als im Erwachsenenstrafrecht, hängt aber auch sehr von der Einzelperson ab. Insofern lohnt es sich immer, für die Umsetzung eines guten Planes den Kontakt zu der verantwortlichen Person zu suchen und für das geplante Vorhaben zu werben.

Haftentlassung

Untersuchungen aus jüngerer Zeit weisen darauf hin, dass zwischen 50 und 70 Prozent aller Inhaftierten manifest suchtkrank sind. Während viele der drogenabhängigen Patientinnen und Patienten während der Haft substituiert werden und/oder heimlich Drogen konsumieren, bleiben die meisten Alkoholkranken in der Haft abstinent. Wenn die Griffnähe zum Rauschmittel fehlt, sind Menschen mit Alkoholproblemen eher in der Lage, das zu akzeptieren, und verspüren dann auch weniger das Bedürfnis danach. Praktisch bedeutet das, dass selbst Personen mit sehr hohem Alkoholkonsum unter Haftbedingungen eine mehr oder weniger lange Abstinenzzeit haben, die mindestens so lange währt wie der Vollzug. Für viele ist das die längste Abstinenzzeit, die sie seit Bestehen ihrer Alkoholerkrankung hatten. Insofern stellt sich die Frage, ob nicht mehr Anstrengungen unternommen werden könnten, um diesen abstinenten Ausgangspunkt zu nutzen für ein Leben in Freiheit, das nicht mehr vom Alkohol bestimmt wird.

Wer mit suchtkranken Straftätern arbeitet, weiß allerdings, dass sich die meisten von ihnen schon lange vor der Haftentlassung darauf freuen, das in Haft erarbeitete Geld zusammen mit dem Übergangsgeld direkt in

Rauschmittel umzusetzen. Der Entlassungstag muss eben »gefeiert« werden. Hier stellt sich die Frage, was es für suchtkranke Straftäter eigentlich lohnend machen könnte, bei der Haftentlassung auf die Fortsetzung ihres gewohnten Alkoholkonsums zu verzichten, und wie das unterstützend begleitet werden könnte.

ÜBERGANGSMANAGEMENT Die Zuständigkeit für den Strafvollzug und damit auch für die Bedingungen der Haftentlassung liegt in Deutschland bei den Bundesländern. Sie haben in den vergangenen Jahren erhebliche Anstrengungen unternommen, um das sogenannte Übergangsmanagement bei der Haftentlassung zu verbessern. Im Vordergrund steht dabei der Gedanke, die Gefahr erneuter Straffälligkeit zu reduzieren. Dabei hat sich gezeigt, dass erneute Straftaten seltener auftreten, wenn die Haftentlassenen einen festen Wohnsitz haben, in stabile soziale Bezüge entlassen werden und eine Beschäftigung haben.

Es verwundert ein wenig, dass das Moment des Suchtmittelkonsums und der Suchtmittelkontrolle nach der Haftentlassung in den Projektberichten eher randständig diskutiert wird. Schließlich erscheint evident, dass die Wiederaufnahme eines vorbestehenden Suchtverhaltens alle genannten Bereiche – Partnerschaft, soziales Umfeld, Arbeiten und Wohnen – erheblich belastet und gefährdet. Zudem stehen Alkohol und Straftaten in engem Zusammenhang. Regelmäßiger Alkoholkonsum steigert insofern in vielfältiger Weise das Risiko, dass die Betroffenen erneut straffällig werden.

Wer aber ist dafür zuständig, sich um diese Problematik zu kümmern? In erster Linie ist sicher der Strafvollzug selbst dafür verantwortlich, weil die suchtkranken Straftäter zu dem Zeitpunkt, in dem die Vorbereitungen für die Haftentlassung laufen müssen, in Haft und für Dienste außerhalb des Vollzugs auch nur schwer zugänglich sind. Wie aber verläuft nun die Planung für die Haftentlassung im Regelfall?

Dienste von außen haben in der entscheidenden Phase meistens nur dann Zugang, wenn sie von den Inhaftierten selbst oder von dem zuständigen JVA-Sozialdienst beauftragt werden. Bisher ergingen solche Aufträge vor allem dann, wenn die Betroffenen keinen festen Wohnsitz hatten und in eine Einrichtung der Straffälligen- oder Wohnungslosenhilfe vermittelt werden sollten, also in die Hilfen nach § 67 SGB XII. Die Kontaktaufnahme aus der Haft heraus erfolgt in der Regel erst wenige Wochen vor der Entlassung.

REHABILITIERUNGSCHANCEN Wenn eine direkte Übergabe des Haftentlassenen erfolgt, besteht die Chance, dass der Betroffene nüchtern in seinem neuen Zuhause ankommt. Das Problem ist häufig, dass er in einer Einrichtung landet, in der auch andere Menschen mit Suchtproblemen leben, die aber nicht (mehr) abstinent sind und die die Abstinenz des neu hinzugekommenen Haftentlassenen gefährden. Zudem ist die direkte Wiederaufnahme von Arbeit schwierig, weil die Entlassenen in den ersten acht Wochen vom Jobcenter noch nicht vermittelt werden. Deswegen sind sie gerade in dieser vulnerablen Zeit oft unterbeschäftigt. Zudem müssen erhebliche Anstrengungen unternommen werden, um den Krankenversicherungsschutz nach der Haftentlassung sicherzustellen. Dadurch wird die Inanspruchnahme suchtmedizinischer Hilfen erschwert.

Aus alldem ergibt sich, dass selbst jene Haftentlassenen, die unmittelbar nach der Haft in ein spezialisiertes Hilfesystem für suchtkranke Straftäter kommen, keine guten Ausgangsvoraussetzungen haben. Wer von ihnen direkt in die ihm vertraute Konsumentenszene zurückkehrt, hat keinerlei Chance. Wer nach der Haftentlassung in ein stabiles privates Umfeld zurückkehrt, in dem es keine Suchtmittelprobleme gibt, hat sicher die besten Chancen. Das ist aber selten genug, denn eine Haft ist in hohem Maße ungeeignet, familiäre Beziehungen aufrechtzuerhalten. Die Haftsituation erleben viele Inhaftierte als beschämend und insofern für die Besucher als Zumutung. Besuchszeiten sind im geschlossenen Vollzug außerdem wegen der schlechten Mitarbeiterbesetzung stark limitiert. Ausgänge erfolgen in der Regel erst kurz vor der Entlassung oder gar nicht und werden bei Süchtigen noch einmal besonders kritisch gesehen.

Sehr viel bessere Voraussetzungen herrschen in dieser Hinsicht im offenen Strafvollzug und in den sozialtherapeutischen Einrichtungen. Wer es als Suchtkranker schafft, dort stabil zu bleiben, erarbeitet sich oft eine gute Ausgangsbasis für ein besseres Leben nach der Haftentlassung. Die meisten Inhaftierten des offenen Vollzugs sind außerhalb der Strafanstalt tätig, gewöhnen sich dadurch wieder an regelmäßige Beschäftigung und erproben ihre Belastbarkeit und Abstinenzfähigkeit. Auch der Besuch von Angehörigen, Selbsthilfegruppen oder Suchtberatern ist aus dem offenen Vollzug meistens möglich. Wer allerdings im offenen Vollzug rückfällig wird und Rauschmittel konsumiert, gilt bald als nicht tauglich für diese Form der Inhaftierung und verbringt die Restzeit im geschlossenen Vollzug.

Externe Suchtberatung im Strafvollzug wendet sich meistens nur an (andere) Drogenabhängige, die im Rahmen des § 35 BtMG eine »Therapie statt Strafe« machen. Sie werden von den Suchtberatern in stationäre Rehabilitationsbehandlungen vermittelt. Dafür wird der Vollzug der Strafe ausgesetzt und bei erfolgreichem Abschluss der Behandlung erlassen. Leider gibt es eine vergleichbare gesetzliche Regelung für Menschen mit Alkoholproblemen nicht.

ENTLASSUNGSVORBEREITUNG Wer die Chance einer konsumfreien Zeit in Haft für den suchtkranken Strafgefangenen nutzen möchte, muss so früh wie möglich die Kooperation mit anderen Beteiligten im Netzwerk suchen, sei es aus der Haft heraus durch Bestrebungen, externe Dienste zu involvieren, sei es durch externe Bemühungen, um mit dem Sozialdienst oder dem Gesundheitsdienst während der Haft Kontakt aufzunehmen. Eigentlich müsste die Entlassplanung spätestens sechs Monate vor der Haftentlassung beginnen. Gegenwärtig scheitert das häufig an der fehlenden Finanzierung von externer Suchthilfe. Zudem entscheidet sich oft zu spät, ob die Haftzeit wegen guter Führung oder zum Beispiel durch eine Weihnachtsamnestie unvorhergesehen verkürzt wird. Das führt im Einzelfall dazu, dass plötzlich der Entlassungstag da ist und die wesentlichen Dinge nicht ausreichend vorbereitet sind. Insofern sollte jede sich bietende Gelegenheit genutzt werden, JVA-interne und externe Dienste für das Übergangsmanagement sowie für die Schaffung eines Netzwerks zu verbinden. > Soziales Netzwerk, Seiten 25, 117

Vom Entlassungstag an benötigt der suchtkranke Klient einen verlässlichen Ansprechpartner, der die komplizierten Anforderungen der Reintegration koordiniert. In Vernetzung mit anderen Diensten und Behörden müssen Krankenversicherungsschutz, Arbeitslosengeld und Arbeitssuche, Wohnen und Wiederaufnahme stabilisierender sozialer Kontakte gefördert werden. Der Netzwerkpartner innerhalb der JVA ist hier insbesondere der Sozialarbeiter im Strafvollzug.

Schließlich sollte schon vor der Entlassung ein klares Konzept für den weiteren Umgang mit dem Alkohol bestehen. Dafür braucht es im Suchthilfesystem feste Ansprechpartner, die sowohl bei der weiteren Stabilisierung als auch in Krisen verlässliche Hilfen anbieten. Wenn das Konzept abstinenzorientiert ist, kann gerade für den Übergang Disulfiram eine hilfreiche Option sein. > Disulfiram, Seiten 96 f., 136

Justizvollzugsanstalten sind im Grunde die größten »Suchthilfeeinrichtungen« in Deutschland. Die vielen Projekte zum Übergangsmanagement aus der Haft in Freiheit sollten von allen Beteiligten in der JVA und außerhalb so unterstützt werden, dass die in der Entlasssituation liegenden Chancen tatsächlich genutzt und nicht vergeben werden.

Alkohol und Sorgerecht

In Deutschland leben etwa 2,65 Millionen Kinder mit alkoholkranken Eltern zusammen (www.nacoa.de). Über lange Zeit hat das in der Öffentlichkeit wenig Beachtung gefunden, weil es oft als Schicksal angesehen wird, in welche Familie ein Kind hineingeboren wurde. Eltern wurde das Recht zugesprochen, weitgehend eigenständig über ihre Kinder zu bestimmen. In den letzten Jahren hat sich das stark verändert. Seit einigen gravierenden und vereinzelt sogar tödlichen Fällen müssen sich Jugendämter vermehrt der Frage stellen, ob gerade Kinder aus Familien mit suchtkranken Eltern(-teilen) von den Behörden ausreichend geschützt werden.

Über die Garantenpflicht nach § 13 StGB ergibt sich sogar eine Strafbarkeit, wenn Jugendamtsmitarbeiter in Familien, bei denen psychosoziale Probleme bekannt sind, den Schutz der Kinder nicht sicherstellen. Die suchtkranken Eltern ihrerseits spüren den Druck aus den Jugendämtern und erleben die Hilfeangebote des Jugendamtes als verdeckte Kontrolle. Eingriffe in das Familienleben wie Inobhutnahme der Kinder oder Sorgerechtsentzug werden von den betroffenen Eltern oft als ungerecht und übergriffig erlebt. In solchen Situationen ist es als Berater und Behandler von alkoholkranken Klienten, die auch Elternverantwortung haben, wichtig, die eigene Rolle in diesem Spannungsfeld gut definiert zu haben, um den Interessenausgleich zwischen den Beteiligten angemessen unterstützen zu können.

BEISPIEL

Eine 35-jährige Frau mit Alkoholproblemen lebt mit ihrem vierjährigen Kind allein in ihrer Wohnung. Nach einer langen Abstinenzzeit ist sie im Zusammenhang einer neuen Partnerschaft mit einem ebenfalls alkoholkranken Mann erneut rückfällig geworden. Da die Polizei wegen häuslicher Gewalt hinzugerufen worden war, hatte auch das Jugendamt von der Situation erfahren. Dort ist die Patientin bekannt, weil ihr vor zehn Jahren schon wegen des Suchtproblems das Sorgerecht für ihr erstes Kind entzogen worden war.

Auf der Entgiftungsstation angekommen, ist die Frau völlig aufgelöst und verzweifelt. Sie droht zunächst mit Suizid, wenn man ihr das Kind wegnehmen wolle, beruhigt sich am nächsten Tag dann aber und verspricht, alles zu tun, um das Sorgerecht für ihre kleine Tochter nicht auch noch zu verlieren.

RECHTSLAGE Nach § 6 des deutschen Grundgesetzes haben Eltern das Recht, »frei von staatlichen Einflüssen und Eingriffen nach eigenen Vorstellungen darüber zu entscheiden, wie sie Pflege und Erziehung ihrer Kinder gestalten und damit ihrer Elternverantwortung gerecht werden«. Das Bestimmungsrecht der Eltern gegenüber ihren Kindern findet seine Grenze, wenn die Eltern dieser Verantwortung nicht mehr gerecht werden und das Kindeswohl gefährdet wird (§ 1666 BGB). Das Jugendamt und das Familiengericht sowie Polizei, Schulen und viele weitere Institutionen nehmen in solchen Situationen im Auftrag des Staates ein Wächteramt wahr (§ 8a SGB VIII).

In solchen Situationen der Kindeswohlgefährdung soll der Staat zunächst verschiedene Hilfen anbieten. Erst wenn diese nicht greifen, stehen dem Familiengericht den Sorgeberechtigten gegenüber verschiedene Eingriffsmöglichkeiten zur Verfügung, die von Weisungen über Verbote bis hin zur teilweisen oder vollständigen Entziehung des Sorgerechts reichen. In der Regel wird zunächst eine Hilfe angeregt, die aus dem Katalog der »Hilfen zur Erziehung« stammt, zum Beispiel Erziehungsbeistandschaften, Sozialpädagogische Familienhilfen (SPFH), Unterbringung bei Pflegeeltern, Heimerziehung oder Formen des Betreuten Wohnens. Je früher diese Hilfen angeboten werden, desto leichter fällt es den Familien, sie als Hilfe und nicht als Kontrolle wahrzunehmen. Nur wenn alle diese Hilfeangebote versagen, kann das Familiengericht den Entzug des Sorgerechts beschließen.

Grundsätzlich steht den Kindern ein Umgangsrecht mit beiden Elternteilen zu. Wenn das Kindeswohl aber durch solche Besuche gefährdet wird, kann das Familiengericht den Umgang einschränken oder sogar aufheben (§ 1626 BGB). Dem Elternteil, dem das Sorgerecht entzogen ist, kann ein Umgangsrecht zugestanden werden. Voraussetzung ist, dass es auch hier nicht zu Situationen kommt, die das Kindeswohl gefährden. Das Umgangsrecht wird in strittigen Fällen vom Familiengericht festgelegt.

ELTERNEINBEZUG Zunächst kommt es wieder darauf an, sich ausreichendes Wissen über die bestehende Situation zu verschaffen und Informationen von den anderen Verfahrensbeteiligten einzuholen. Die Position der Eltern ist oft sehr emotional und die Schilderungen sind von ihrer eigenen Betroffenheit geprägt. Insofern ist eine kritisch-solidarische Haltung sehr wichtig, die darauf achtet, sich nicht vorzeitig vereinnahmen zu lassen.

In einem gemeinsamen Gespräch mit allen am Verfahren Beteiligten werden die verschiedenen Positionen zusammengetragen. Da das Jugendamt in der akuten Situation zunächst die Entscheidungsvollmacht hat, ist es wichtig, zu verstehen, wie dessen Position ist und welche Spielräume für die Eltern bestehen, sich als verantwortungsbewusste und erziehungsfähige Eltern zu beweisen. Am Ende des Gesprächs sollte eine Verabredung stehen, die das Schutzbedürfnis der Kinder ausreichend beachtet und den Eltern eine realistische Orientierung bietet, was sie zum Erhalt ihrer Familie tun können.

Die Begleitung von Familien mit Suchtproblematik und fraglicher Kindeswohlgefährdung ist immer sehr dynamisch und muss innerhalb des Hilfenetzwerkes immer wieder neu abgestimmt und nachjustiert werden. Eine enge Abstimmung unter den Netzwerkbeteiligten und ein wertschätzender und vertrauensvoller Umgang untereinander sind in diesem

Arbeitsfeld besonders wichtig und müssen oft erst miteinander erarbeitet werden.

Die Beurteilung, ob suchtkranke Eltern in der Lage sind, ihre Kinder eigenverantwortlich zu erziehen, ist oft sehr schwierig, weil die Eltern neben der Suchterkrankung meist weiterführende seelische Probleme haben, die ihre Erziehungsfähigkeit beeinträchtigen. Dazu gehören insbesondere emotionale Instabilität, Impulskontrollstörungen, eine reduzierte Frustrationstoleranz und ein hohes eigenes Fürsorgebedürfnis. Gerade deswegen sind die Kinder für ihre Eltern sehr wichtig. Kinder dürfen aber nicht Mittel zum Zweck sein. Zunächst müssen Eltern für ihre Kinder da sein und sich auch in schwierigen Lebenssituationen als verlässlich erweisen. Das gelingt manchmal nicht, selbst wenn zwischenzeitlich längere stabile Phasen Hoffnung gemacht hatten.

Auch seitens des Hilfesystems sind bei der Arbeit mit Familien Frustrationstoleranz und Durchhaltevermögen gefragt. Letztlich kommt es darauf an, alle Familienmitglieder ausreichend im Blick zu behalten, die Kooperation mit allen anderen im Hilfesystem zu suchen und das Kunststück zu vollbringen, trotz aller eigenen Betroffenheit transparent, konsequent und doch empathisch im Dienst der gesamten Familie zu agieren.

An den Grenzen der Selbstbestimmung: Betreuung und Unterbringung

Menschen, die über viele Jahre im Übermaß Alkohol trinken, entwickeln gravierende Gesundheitsprobleme. Art und Umfang differieren von Person zu Person allerdings erheblich. Hochprozentiger Alkohol ist sehr viel schädlicher als Bier oder Wein. Frauen vertragen den Alkohol deutlich schlechter und zeigen im Vergleich zu Männern früher Beeinträchtigungen. Im Alltag entsteht oft die Schwierigkeit, dass sich gerade Menschen mit Suchtproblemen um ihre Gesundheit gar nicht kümmern, entweder weil sie zu betrunken dafür sind oder weil sie selbst in gesundem Zustand die Symptome bagatellisieren oder nicht wahrnehmen (wollen). Für das soziale Umfeld und professionell Verantwortliche entsteht dann die Frage, was noch getan werden kann.

BEISPIEL

ANGEHÖRIGE »Sag mal, du hast in den letzten Tagen eine gelbliche Gesichtsfarbe, irgendwie siehst du ungesund aus. Meinst du nicht, du müsstest dich mal ärztlich untersuchen lassen?«

BETROFFENER »Ich war doch letztens noch beim Arzt, als ich gestürzt war und mir den Kopf aufgeschlagen hatte. Der hat das versorgt und hat dann gesagt, es sei alles in Ordnung.«

ANGEHÖRIGE »Aber dass du dich so schlapp fühlst und dein Bauch so dick geworden ist, das ist doch nicht in Ordnung.«

BETROFFENER »Mir tut nichts weh. Diese ganzen Quacksalber nehmen sich ja sowieso keine Zeit. Denen geht es nur ums Geld.«

ANGEHÖRIGE »Aber der Dr. Bischoff, den kennst du doch schon lange, soll ich den nicht mal anrufen oder fragen, ob der vorbeikommt?«

BETROFFENER »Der kommt sowieso nicht vorbei. Der hat viel zu viel zu tun. Und wegen mir kommt der schon gar nicht vorbei. Der hat doch letztens so mit mir geschimpft, weil ich meine Wassertabletten nicht genommen habe.«

ANGEHÖRIGE »Aber dann bist du sicher damit einverstanden, dass ich bei Dr. Bischoff mal anrufe und mit ihm eine Vereinbarung treffe, wie ich euch miteinander in Kontakt bringe.«

BETROFFENER »Mach doch, was du willst. Wenn der denkt, dass er mich untersuchen muss, soll er das doch machen.«

ANGEHÖRIGE »Gut, dann rufe ich da mal an und treffe eine Absprache mit ihm. Es ist dann allerdings auch wichtig, dass du mitmachst, wenn er dir einen kurzfristigen Termin gibt oder sogar vorbeikommt.«

BETROFFENER »Von mir aus. Ihr steckt doch sowieso alle unter einer Decke.«

Das Fallbeispiel zeigt, dass selbst massive Folgeerkrankungen des Alkoholkonsums manchmal von den Betroffenen verdrängt werden. Für das soziale Umfeld bedeutet das, dass es sich entweder das langsame Sterben mit ansehen oder nach Interventionsmöglichkeiten von außen Ausschau halten muss, gegebenenfalls auch ohne oder sogar gegen den Willen der Betroffenen. Der erste Schritt besteht häufig darin, sich von außen Unterstützung zu holen, um die eigene Urteilsbildung zu erleichtern und um bei Bedarf die notwendigen Schritte einzuleiten.

Selbstbestimmung

»Mein Körper gehört mir!« Was in den Siebzigerjahren für schwangere Frauen galt, gilt auch heute noch für jeden eigenverantwortlichen Menschen. Insofern hat jeder Mensch auch das Recht, sich *nicht* behandeln zu lassen. Das Bundesverfassungsgericht hat im Jahre 2000 in einem Grundsatzurteil festgelegt, dass auch chronisch psychisch kranke Menschen ein »Recht auf Krankheit« haben. Das gilt sowohl für seelische Erkrankungen selbst (etwa eine Suchterkrankung) als auch für körperliche Erkrankungen, die die Betroffenen nicht behandeln lassen wollen. Die einzige Voraussetzung für die Wahrnehmung dieses »Rechtes auf Krankheit« ist, dass die Betroffenen einen freien Willen haben, dass sie also überschauen können, welche Bedeutung die getroffene Entscheidung für sie hat.

Wenn wegen einer seelischen Erkrankung oder Behinderung Zweifel daran bestehen, ob eine vollständig »freie Willensbildung« möglich ist, dann gibt es zwei Gesetzestexte, die unter bestimmten Bedingungen auch ein Eingreifen gegen den Willen des Betroffenen ermöglichen: das Betreuungsgesetz und das Unterbringungsgesetz.

BETREUUNGSGESETZ Das Betreuungsgesetz hat Anfang der Neunzigerjahre das zuvor bestehende Vormundschaftsgesetz abgelöst. Ziel der neuen Gesetzgebung war es, die Rechte seelisch beeinträchtigter Menschen zu stärken. Das Betreuungsgesetz soll dem krankheitsbedingt handlungseingeschränkten Menschen nur da einen gesetzlichen Betreuer an die Seite stellen, wo die Person selbst nicht ohne Hilfe für sich sorgen und entscheiden kann. Dabei soll ihr Wille so weit wie möglich einbezogen werden, auch schon bei der Auswahl des gesetzlichen Betreuers. Nur im Ausnahmefall soll der Betreuer auch ohne Zustimmung des Betroffenen handeln können. Dieser Fall ist gegeben, wenn die freie Willensbildung krankheitsbedingt ganz aufgehoben ist. Dann kann das Gericht nach entsprechender Begutachtung durch einen Psychiater für einen festgelegten Bereich einen sogenannten *Einwilligungsvorbehalt* anordnen.

ZWANGSMASSNAHMEN Zwangsmaßnahmen wie geschlossene Unterbringung gegen den Willen einer Person oder die Auflösung der Wohnung gegen den Willen des Wohnungsinhabers bedürfen zusätzlich der Genehmigung des Gerichtes. Der Betreute hat immer die Möglichkeit, sich beim zuständigen Vormundschaftsrichter über seinen Betreuer zu beschweren. Gegen Entscheidungen dieses Gerichts kann er beim Landgericht in Berufung gehen. Wenn es dem Betreuer nicht gelingt, regelmäßig zum Klienten Kontakt zu halten, und so die relevanten Fragestellungen nicht bearbeitet werden können, kann der Betreuer gewechselt oder die gesetzliche Betreuung wegen Erfolglosigkeit aufgegeben werden.

UNTERBRINGUNGSGESETZE Das Betreuungsgesetz ist letztlich dafür da, dem Betroffenen zu helfen, um zu mehr Selbstbestimmung zu kommen. Gefährdungen für Dritte, zum Beispiel für die Familie, werden vom Betreuungsgesetz nicht abgedeckt. Wenn wegen einer seelischen Erkrankung eine akute Selbst- oder Fremdgefährdung besteht, die einen sofortigen Handlungsbedarf notwendig macht, greifen die ordnungsrechtlichen Unterbringungsgesetze auf Länderebene. Wenn über ein ärztliches Zeugnis eine solche Gefahr dokumentiert ist, kann die zuständige Ordnungsbehörde, meistens der Sozialpsychiatrische Dienst des Gesundheitsamtes, eine geschlossene Unterbringung gegen den Willen des Betroffenen anordnen. Innerhalb einer definierten Frist muss ein Richter die Rechtslage überprüfen und eine Entscheidung treffen, ob eine weitere geschlossene Unterbringung erforderlich ist oder nicht. Der Richter bestimmt nach Anhörung des begutachtenden Arztes auch die Dauer des Beschlusses.

Bei suchtkranken Menschen entstehen häufig durch selbst- oder fremdgefährdendes Verhalten in alkoholisiertem Zustand Situationen, die eine sofortige ordnungsrechtliche Unterbringung erfordern. Nach bestehender Rechtspraxis wird eine solche Zwangsunterbringung nur so lange aufrechterhalten, bis der Betroffene ausgenüchtert ist und wieder einigermaßen klar denken kann. Ist die Person im Entzug delirant geworden oder sonst gesundheitlich schwer beeinträchtigt, dann kann der Zeitraum der Unterbringung auch bis zu einer Woche betragen. Wenn längere geschlossene Unterbringungen diskutiert werden sollen, weil der Eindruck entsteht, dass die betreffende Person aufgrund hirnorganischer Beeinträchtigungen oder anderer seelischer Störungen selbst nüchtern und vom Alkohol entzogen nicht mehr für sich selbst Verantwortung übernehmen kann und als fortbestehend eigengefährdend eingestuft wird, muss beim Amtsgericht eine gesetzliche Betreuung beantragt werden, über die dann eine weitere Verlängerung der geschlossenen Unterbringung erfolgen würde.

Gleiches gilt für chronisch suchtkranke Menschen, die sich bei fortwährendem Alkoholkonsum gesundheitlich zunehmend ruinieren und verwahrlosen. Die entscheidende Frage bleibt aber auch hier, ob die betreffende Person die eigene Situation noch überschauen kann oder nicht. Es gibt eben ein Recht auf Krankheit und damit auch auf selbstzerstörerischen Alkoholkonsum und auf Verwahrlosung, sofern die Person weiß, was sie tut.

Betreuung

Wenn ein Mensch mit Alkoholproblemen in seiner Gesundheit gefährdet ist und keine medizinische Behandlung aufsuchen will, muss bei jedem der beschriebenen Schritte immer erst noch einmal geprüft werden, ob nicht doch irgendwie die freiwillige Zustimmung des Betroffenen zu den als notwendig erachteten Behandlungsmaßnahmen möglich ist. Sofern die medizinische Behandlungsbedürftigkeit fortbesteht und eine Zustimmung des Betroffenen zu einer Behandlung nicht zu erreichen ist, muss man entweder einen behandelnden Arzt für einen Hausbesuch gewinnen oder – wenn das nicht möglich ist – den Sozialpsychiatrischen Dienst des Gesundheitsamtes einschalten. Der behandelnde Arzt und/oder das Gesundheitsamt entscheiden dann, ob entweder eine akute Eigen- oder Fremdgefährdung besteht, die eine sofortige Unterbringung nach dem Ländergesetz (etwa PsychKG) zulässt, oder ob ein Betreuungsverfahren eingeleitet wird. Für das Betreuungsverfahren muss in der Regel erst einmal ein fachärztliches Gutachten eingeholt werden.

Die Einrichtung einer gesetzlichen Betreuung lässt sich erheblich beschleunigen, wenn bereits eine entsprechende fachärztliche Stellungnahme vorliegt und wenn geklärt ist, wer die gesetzliche Betreuung übernehmen soll. Ist der Betroffene dann mit der Einrichtung der Betreuung einverstanden, geht alles Weitere sehr zügig. Sobald sich aber der Betroffene selbst oder sein Verfahrenspfleger ausdrücklich dagegen aussprechen oder selbst Rechtsmittel gegen die Amtsgerichtsentscheidung einlegen, dauert es länger, oder es wird sogar keine Betreuung eingerichtet.

Häufig ist die Einrichtung einer gesetzlichen Betreuung für einen chronisch suchtkranken Menschen ein Ausdruck der Ratlosigkeit. Eine solche Betreuung gegen den Willen des Betroffenen führt nur weiter, wenn klar ist, was damit erreicht werden soll. Einer längerfristigen geschlossenen Unterbringung alkoholabhängiger Menschen stimmen die zuständigen Amtsgerichte – abhängig von der Region – nur selten zu. In der Rechtsprechung hat sich der Grundsatz durchgesetzt, dass eine längere geschlossene Unterbringung Suchtkranker nur erfolgen soll, wenn zusätzlich zu der Alkoholabhängigkeit auch eine begleitende seelische Störung besteht (etwa beim Korsakow-Syndrom). Ob oder in welchem Umfang weitere seelische Störungen, insbesondere Persönlichkeitsstörungen oder hirnorganische Störungen, geeignet sind, eine längerfristige betreuungsrechtliche Unterbringung wegen krankheitsbedingter Selbstgefährdung zu begründen, unterliegt einem weiten Ermessensspielraum. Oft liegt es an den handelnden Personen, insbesondere an Gutachtern und Betreuungsrichtern, wie am Ende entschieden wird.

Wird eine gesetzliche Betreuung eingerichtet, dann kann der Betreuer nur sinnvoll agieren, wenn er im Rahmen einer Verantwortungsgemeinschaft Unterstützung von den professionell Mitverantwortlichen erhält. Ein gesetzlicher Betreuer kann in eine bedrohliche Entwicklung nicht eingreifen, wenn Ärzte kein entsprechendes Gutachten schreiben oder die zuständigen Gerichte die Unterbringung ablehnen. Zudem muss es stationäre Einrichtungen in der Region geben, die in der Lage sind, nach Vorliegen eines entsprechenden Beschlusses einen chronisch Suchtkranken mit längerem Unterbringungsbeschluss aufzunehmen und adäquat zu behandeln.

Gesetzliche Betreuung ist kein Abschiebebahnhof für schwierige Klienten. Ein gesetzlicher Betreuer kann abseits der Bearbeitung von Schriftverkehr wenig Gutes bewirken, wenn er aus dem Netzwerk bestehender Hilfen keine ausreichende Unterstützung hat, gerade was sogenannte Systemsprenger betrifft.

Als Helfende im professionellen Hilfesystem: eine Schlussbetrachtung

Wer mit Menschen arbeitet, die Alkoholprobleme haben, muss eine eigene Haltung zu seiner Tätigkeit oft erst entwickeln. Einige grundsätzliche Fragen wollen im Laufe der Zeit geklärt werden. Den professionellen Umgang mit alkoholisierten Menschen muss man *lernen.* In der Lernphase ist es sinnvoll, im Zweifel eher etwas mehr Distanz zu halten und Grenzüberschreitungen nicht zu tolerieren.

Menschen mit Alkoholproblemen fordern ihre Helferinnen und Helfer oft sehr heraus. Viele Klienten verhalten sich unter Alkoholeinfluss völlig unangemessen, haben ihre Emotionen nicht mehr unter Kontrolle und werden sehr distanzlos. Im Entzug geraten viele zudem stark unter Druck und drängen auf die Gabe von entlastenden Medikamenten. Oft kündigen sie in der Anfangsphase einer Entgiftung Dinge an, die sie schon kurz danach widerrufen. Ähnliches gilt auch für den weiteren Verlauf. Noch schwieriger wird es, wenn es zum Berufsbild gehört, Menschen zu begleiten, die im Kontakt ganz überwiegend alkoholisiert sind, zum Beispiel im Betreuten Wohnen oder als gesetzlicher Betreuer.

Um in diesem Arbeitsfeld mittel- und langfristig arbeiten zu können, sollten einige grundsätzliche Überlegungen bedacht werden.

Von zentraler Bedeutung ist die Frage der Verantwortungsverteilung zwischen Klient und professionellem Helfer. Dabei sollte das Ziel sein, den alkoholkranken Menschen immer wieder so schnell wie möglich in die Selbstverantwortung zu bringen. Für stark alkoholisierte oder suizidgefährdete Patientinnen und Patienten muss man kurzfristig oft mehr Verantwortung übernehmen, gibt sie aber am besten so schnell wie möglich wieder zurück. Auch in alkoholisiertem Zustand sollte der Rest verbleibender Selbststeuerung immer wieder angesprochen und aktiviert werden.

Für die Arbeit mit diesen Menschen ist es wichtig, sich vor Augen zu halten, dass man es mit körperlich *und* seelisch schwer kranken Menschen zu tun hat, deren Lebenserwartung um bis zu zwanzig Jahre reduziert ist. Das Setting, in dem man diesen Klientinnen und Klienten begegnet, sei es in der Wohnungslosenhilfe, sei es als gesetzlicher Betreuer, sei es im Betreuten Wohnen, stellt in der Regel nicht ausreichend Ressourcen zur Verfügung, um eine solche Herausforderung angemessen meistern zu können. Deshalb sollte man hier immer darauf abzielen, Verantwortungs*gemeinschaften* zu bilden, in denen man die sich ergebenden Fragen und Probleme gemeinsam abstimmen kann.

Wer allerdings die Arbeit mit alkoholkranken Personen überwiegend als starke Belastung empfindet, sollte nicht in diesem Arbeitsfeld bleiben. Man kann mit Suchtkranken auf die Dauer nur erfolgreich sein, wenn man die Arbeit gerne macht. Aber: Wie soll das möglich sein?

Es ist bemerkenswert, dass die Arbeitsatmosphäre in der Suchthilfe häufig besonders herzlich und verbindlich ist. Neben den geschilderten belastenden Bedingungen gibt es auch viele »komische« Situationen, und es ist selten langweilig. In vielen Arbeitsfeldern begleitet man suchtkranke Menschen über lange Zeiträume und entwickelt dadurch ein vertrautes Verhältnis zu vielen von ihnen.

Im Laufe der Zeit gelingt es meist, mehr und mehr zu verstehen, warum Suchtverläufe so sind, wie sie sind. Das vorliegende Buch will helfen, diesen Verstehensprozess zu fördern, weil dieser hilft, Gelassenheit und Realitätsbewusstsein zu entwickeln, die für diese Arbeit unentbehrlich sind.

Das Interessanteste an der Arbeit mit Suchtkranken ist aber, dass sie so viele Überraschungen bereithält. Manchmal stellen auf einmal gerade solche Patienten das Trinken ein, für die man schon lange kaum noch Hoffnung hatte, und geben an, es sei jetzt eben »genug« gewesen. Andere finden unerwartet den Partner ihres Lebens oder werden Eltern und ziehen daraus die Kraft, den Alkoholkonsum einzustellen, nachdem alle verfügbaren Therapien zuvor erfolglos geblieben waren. Man könnte auch hier von »Recovery« sprechen.

Umgekehrt sterben manchmal Patienten frühzeitig, für die man noch guter Hoffnung war, manche chronische Patienten sterben just in dem Moment, in dem gerade alles besser zu werden schien. Daraus lässt sich ablesen, dass man die eigene Rolle und den eigenen Einfluss auch nicht überschätzen sollte, weil sich viele Wendungen durch Stimmungen und Ereignisse herstellen, die die Helfenden gar nicht bewusst beeinflussen können. Gerade in aussichtslosen Fällen lohnt es sich oft, die Sache »irgendwie« über Wasser zu halten, bis vielleicht etwas passiert, was wir vorher gar nicht geahnt haben, gar nicht ahnen konnten.

Lange Rede, kurzer Sinn: Eine optimistische Einstellung zum Leben – ohne blauäugig zu sein – ist die beste Grundhaltung für diese Arbeit. Schließlich stimmen Forschung und Erfahrungswissen darin überein, dass es eine Variable gibt, die das Ergebnis so stark beeinflusst wie kaum eine andere: der Glaube daran, dass doch was »geht«.

Ausgewählte Literatur

Aktion Psychisch Kranke (Hg.) (2004): Prävention bei psychischen Erkrankungen. Neue Wege in Praxis und Gesetzgebung. Bonn (auch: www.apk-ev.de).

Aktion Psychisch Kranke (Hg.) (2008): Personenzentrierte Hilfen zu Arbeit und Beschäftigung. Bonn (auch: www.apk-ev.de).

Aktion Psychisch Kranke (Hg.) (2009): Die Zukunft der Suchthilfe in Deutschland. Bonn (auch: www.apk-ev.de).

Ameisen, O.; Schäfer, U. (2009): Das Ende meiner Sucht. München.

Ayass, W. (1995): »Asoziale« im Nationalsozialismus. Stuttgart.

Backmund, M. (1999): Drogen- und Alkoholnotfälle im Rettungsdienst. Edewecht.

Beck, A. T.; Wright, F. D.; Newman, C. E.; Liese, B. S. (1997): Kognitive Therapie der Sucht. Weinheim.

Berg, I. K.; Miller, S. D. (2011): Kurzzeittherapie bei Alkoholproblemen. Ein lösungsorientierter Ansatz. Heidelberg.

Bschor, T. u. a. (2018): Baclofen for alcohol use disorder a systematic meta-analysis. In: *Acta Psychiatrica Scandinavica,* 138, 3, S. 232–242.

Bundesministerium für Gesundheit (2009): Handbuch Alkohol – Österreich. Wien.

Crames, A. (2006): Paartherapie im Rahmen ambulanter Entwöhnungsbehandlung. Chance für Patient, Partnerin und Partnerschaft. Lengerich.

Dilling, H.; Mombour, W.; Schmidt, M. H. (Hg.) (1993): Internationale Klassifikation psychischer Störungen. ICD-10 Kapitel V (F). Klinisch-diagnostische Leitlinien. Bern u. a.

Ehrenreich, H.; Jahn, H.; Heutelbeck, K. u. a. (2002): ALITA – Neue Wege in der ambulanten Intensivbehandlung von Alkoholabhängigen. In: Mann, K. (Hg.): Neue Therapieansätze bei Alkoholproblemen. Lengerich, S. 107–118.

Falkai, P.; Wittchen, H.-U. u. a. (Hg.) (2014): Diagnostisches und statistisches Manual psychischer Störungen – DSM-5. Göttingen u. a.

Fiedler, P.; Herpertz, S. (2016): Persönlichkeitsstörungen. Weinheim.

Fricke, D. (2002): Der Tamilen-Singhalesen-Konflikt auf Sri Lanka. Berlin.

Gaertner, B. u. a. (2013): Alkohol – Zahlen und Fakten zum Konsum. In: Deutsche Hauptstelle für Suchtfragen (Hg.): Jahrbuch Sucht 2013. Lengerich, S. 36–66

Grüsser, S. M.; Thalemann, C. N. (2006): Verhaltenssucht. Diagnostik, Therapie, Forschung. Bern u. a.

Heinz, A.; Batra, A. (2003): Neurobiologie der Alkohol- und Nikotinabhängigkeit. Stuttgart.

Heinz, A. u. a. (2021): ICD 11: Änderungen der diagnostischen Kriterien der Substanzabhängigkeit. In: *Der Nervenarzt,* 93, S. 51–58.

Henkel, D.; Zemlin, U. (Hg.) (2008): Arbeitslosigkeit und Sucht. Ein Handbuch für Wissenschaft und Praxis. Frankfurt a. M.

Hoff, T.; Klein, M. (2015): Evidenzbasierung in der Suchtprävention. Möglichkeiten und Grenzen in Praxis und Forschung. Berlin u. a.

John, U. u. a. (2013): Excess mortality of alcohol-dependent individuals after 14 years and mortality predictors based on treatment participation and severity of alcohol dependence. In: *Alcoholism – Clinical and Experimental Research,* 37, 1, S. 156–163.

John, U. u. a. (2016): Geschlechterunterschiede bei Krankheitsrisiken des Suchtmittelkonsums. In: Kolip, P.; Hurrelmann, K. (Hg.): Handbuch Geschlecht, Männer und Frauen im Vergleich. Bern, S. 254–265.

John, U. u. a. (2021): Alkohol. In: Deutsche Hauptstelle für Suchtfragen (Hg.): Jahrbuch Sucht. Lengerich, S. 37–54

Kiefer, F.; Schuckit, M. A.; Rietschel, M. (2011): Genetik und Alkohol. In: Batra, A. u. a. (Hg.): Alkohol und Tabak. Stuttgart, S. 188 ff.

Körkel, J. (2002): Kontrolliertes Trinken. Eine Übersicht. In: *Suchttherapie,* 3, S. 87–96.

Kremer, G.; Schulz, M. (2020): Motivierende Gesprächsführung in der Psychiatrie. Köln.

Lambrou, U. (2011): Familienkrankheit Alkoholismus. Im Sog der Abhängigkeit. Reinbek.

Lehmann, M.; Behrens, M.; Dress, H. (Hg.) (2014): Gesundheit und Haft. Handbuch für Justiz, Medizin, Psychologie und Sozialarbeit. Lengerich.

Lindenmeyer, J. (2005): Lieber schlau als blau. Informationen zur Entstehung und Behandlung von Alkohol- und Medikamentenabhängigkeit. Weinheim.

Meyers, R.; Smith, J. E. (2017): CRA-Manual zur Behandlung der Alkoholabhängigkeit. Bonn.

Miller, W. R.; Rollnick, S. (2009): Motivierende Gesprächsführung. Ein Konzept zur Beratung von Menschen mit Suchtproblemen. Freiburg i. Br.

Mischel, W. (2014): The marshmallow test: Mastering self-control. New York u. a.

Möhl, M. (1993): Zur Psychodynamik des Todes in der Trunksucht. Versuch einer tiefenpsychologisch-anthropologischen Deutung. Würzburg.

Najavits, L. M. (2008): Posttraumatische Belastungsstörung und Substanzmissbrauch. Das Therapieprogramm. Göttingen u. a.

O'Farrell, T. J.; Fals-Stewart, W. (2006): Behavioral couples therapy for alcoholism and drug abuse. New York.

Olbrich, R.; Olbrich, R. (2007): Disulfiram in der Suchtbehandlung. In: *Sucht*, 53, 2, S. 72–81.

Rankl, M. (2021): Sinn und Sucht. Zur Psychologie des Alkoholismus. Norderstedt.

Rauchfleisch, U. (1995): Menschen in psychosozialer Not. Beratung, Betreuung, Therapie. Göttingen.

Reker, M. (1998): Behandlungsvereinbarungen für Suchtkranke. In: Dietz, A.; Pörksen, N.; Voelzke, W. (Hg.): Behandlungsvereinbarungen. Vertrauensbildende Maßnahmen in der Akutpsychiatrie. Bonn, S. 147–153.

Reker, M. (2021): Was geht mich an ? Zum Problem der Verantwortungsübernahme in der psychiatrischen Versorgung. In: Grätzel, S.; Hilt, A.; Reker, M. (Hg.): Eigen- und Fremdverantwortung, In: psycho-logik, Bd. 15. Freiburg i. Br. u. a., S. 11–26.

Reker, M. (2021): Suchtkonzepte im Wandel der Zeit. Auf dem Weg zur Bemündigung des Suchtkranken. In: Grätzel, S.; Hilt, A.; Reker, M. (Hg.): Eigen- und Fremdverantwortung. In: psycho-logik, Bd. 15. Freiburg i. Br. u. a., S. 61–77.

Reker, M.; Heinz, T. W.; Biakowski, A. (2021): Psychosomatik: Abhängigkeitserkrankungen. In: Gillesen, A. u. a. (Hg.): Interkulturelle Kommunikation in der Medizin. Heidelberg, S. 321–343.

Reymann, G.; Preising, M. (2003): Rahmenkonzept für die stationäre qualifizierte Entzugsbehandlung alkoholkranker Menschen in Nordrhein-Westfalen. In: *Versicherungsmedizin*, 55, 1, S. 27–32.

Rohde, A.; Marneros, A. (Hg.) (2007): Geschlechtsspezifische Psychiatrie und Psychotherapie. Ein Handbuch. Stuttgart.

Rosemann, M. (2021): BTHG: Die wichtigsten Neuerungen für die psychiatrische Arbeit. Fachwissen kompakt. Köln.

Rumpf, H.-J. u. a. (2009): Remission ohne formelle Hilfe bei Alkoholabhängigkeit, In: *Sucht*, 55, 2, S. 75–85.

Rummel, C.; Gassmann, R. (Hg.) (2020): Sucht: bio-psycho-sozial. Die ganzheitliche Sicht auf Suchtfragen – Perspektiven aus Sozialer Arbeit, Psychologie und Medizin. Stuttgart.

Sass, H.; Wittchen, H. U.; Zaudig, M.; Houben, I. (Hg.) (2003): Diagnostisches und statistisches Manual psychischer Störungen. Textrevision – DSM-IV-TR. Göttingen u. a.

Schäfer, I.; Krausz, M. (2006): Trauma und Sucht. Stuttgart.

Scheurich, A.; Brokate, B. (2009): Neuropsychologie der Alkoholabhängigkeit. Bern u. a.

Schild, B.; Wiesbeck, G. A. (Hg.) (2012): Partnerschaft und Alkohol. Lengerich.

Schneider, F.; Frister, H. (Hg.) (2002): Alkohol und Schuldfähigkeit. Entscheidungshilfen für Ärzte und Juristen. Berlin u. a.

Schmidt, L. G.; Gastpar, M.; Falkai, P.; Gaebel, W. (Hg.) (2006): Evidenzbasierte Suchtmedizin. Behandlungsleitlinie Substanzbezogene Störungen. Köln.

Schomerus, G. u. a. (2017): Das Stigma von Suchtkranken verstehen und überwinden. In: *Sucht,* 63, 5, S. 253–259.

Schwoon, D. R.; Krausz, M. (1990): Suchtkranke. Die ungeliebten Kinder der Psychiatrie. Stuttgart.

Singer, M.; Schneider, A.; Teyssen, S. (2005): Alkohol und Alkoholfolgekrankheiten: Grundlagen – Diagnostik – Therapie. Berlin u. a.

Smith, J. E.; Meyers, R. (2011): Mit Suchtfamilien arbeiten. CRAFT: ein neuer Ansatz für Angehörigenarbeit. Bonn.

Thomasius, R.; Küstner, U. J. (2005): Familie und Sucht. Grundlagen, Therapiepraxis, Prävention. Stuttgart.

Thomasius, R. u. a. (2020): Substanzbezogene Störungen im Jugend- und Erwachsenenalter. In: *Zeitschrift für Kinder- und Jugendpsychiatrie und Psychotherapie,* 48, 6, S. 449–452.

Walter, M.; Gouzoulis-Mayfrank, E. (Hg.) (2013): Psychische Störungen und Suchterkrankungen. Diagnostik und Behandlung von Doppeldiagnosen. Stuttgart.

Walter, M.; Sollberger, D.; Euler, S. (2015): Persönlichkeitsstörungen und Sucht. Stuttgart.

Wienberg, G. (Hg.) (1994): Die vergessene Mehrheit. Bonn.

Wienberg, G.; Driessen, M. (Hg.) (2001): Auf dem Weg zur vergessenen Mehrheit. Innovative Konzepte für die Versorgung von Menschen mit Alkoholproblemen. Bonn.

Wiesemann, C. (2000): Die heimliche Krankheit. Eine Geschichte des Suchtbegriffs. Stuttgart-Bad Cannstatt.

Zobel, M. (2006): Kinder aus alkoholbelasteten Familien. Göttingen u. a.